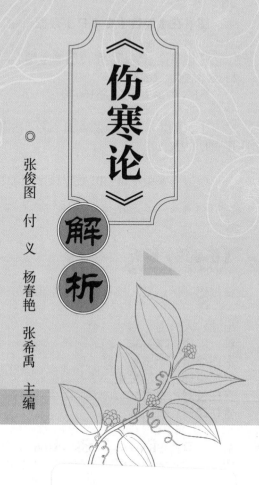

《伤寒论》解析

◎ 张俊图 付义 杨春艳 张希禹 主编

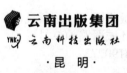

·昆明·

图书在版编目（CIP）数据

《伤寒论》解析/张俊图等主编．－－昆明：云南科技出版社，2023
ISBN 978-7-5587-5166-0

Ⅰ.①伤… Ⅱ.①张… Ⅲ.①《伤寒论》–研究 Ⅳ.① R222.29

中国国家版本馆 CIP 数据核字 (2023) 第 170626 号

《伤寒论》解析
《SHANGHANLUN》JIEXI

张俊图　付　义　杨春艳　张希禹　主编

出 版 人：	温　翔
策　　划：	李　非
责任编辑：	李凌雁　罗　璇
封面设计：	长策文化
责任校对：	秦永红
责任印制：	蒋丽芬

书　　号：	ISBN 978-7-5587-5166-0
印　　刷：	云南灵彩印务包装有限公司
开　　本：	889mm×1194mm　1/32
印　　张：	4.75
字　　数：	136 千字
版　　次：	2023 年 9 月第 1 版
印　　次：	2023 年 9 月第 1 次印刷
定　　价：	39.00 元

出版发行：云南出版集团　云南科技出版社
地　　址：昆明市环城西路 609 号
电　　话：0871-64190973

版权所有　侵权必究

编委会

主　编：张俊图　付　义　杨春艳　张希禹
副主编：李律宇　陈　斌　李春娥　张丽图
　　　　吴艳蕊　李建梅　景海卿　张平云
　　　　苏　婷　王艳琼　祝有阳
编　委（按姓氏笔画排序）：
　　　　于龙韬　王　惠　王建仙　方成碧
　　　　邓　虹　左成扩　代　丽　白明建
　　　　冯玉华　宁姝烨　邢海晶　朱江春
　　　　刘　青　刘　杰　刘　勘　许玉屏
　　　　李　纳　李　琼　李华安　李庆荣
　　　　李邵菲　李青文　杨正富　杨金慧
　　　　杨绍丽　杨胜英　杨景悦　吴洪波
　　　　冷　萍　宋嘉懿　张孟月　张爱华
　　　　林志华　罗元云　周菊兰　赵江华
　　　　姚舒雅　袁　青　袁德政　奚那斌
　　　　崔志华　符　莘　康玉琦　董晓燕
　　　　管清秀

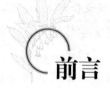

前言

《伤寒论》是祖国医学理法方药较完备的第一部典籍，至今已有近两千年历史。《伤寒论》的理论不仅能指导外感热病的辨治，而且对临床各科疾病的辨治都有一定的指导意义，因而为历代医家所重视。《伤寒论》是中医必读之书，后世为之注释者数百家，不少人说它难读，有些人甚至花费毕生精力去钻研它，真所谓"皓首穷经"。

之所以有人认为《伤寒论》难读，原因有三：一则成书久远，兵燹战乱，辗转传抄，脱简错简，致使原书散乱，真义难求；二则义本朴实，而解之过深，推崇太高，把仲景神化，以为圣人著作，字字珠玑，深文奥义，仰之弥高则钻之更坚；三则时代和学术水平限制了人们的认识。若以现代认识水平和现代学习方法，实事求是地去学习，事实上也就不觉困难了。

《伤寒论》原是朴朴实实的辨证论治之书，它理论与实践相结合，本身并没有玄学色彩，是一部用原始唯物论和朴素辩证法与临床实践具体结合写成的书，只是其中确有一些难以理解的条文和难以弄清的字句，可能因为：一是汉代医学水平的局限；二是仲景当时收载前人的原录；三是后人增改的输入。然而这毕竟是少部分，还有待大家去认识和探讨。

前人对《伤寒论》有按照原书随条作注的，有以自己体会重新排列作注的，有类证的，有类方的，有排比病证辨证论治的，也有用运气学说来论标本的，各人从各个角度来理解著书。这些书，除了用玄学作注外，一般都可作参考，有助于我们理解《伤寒论》。但是，人们总是希望书能结合当今现实，便于领会，在临床上要有实用价值。为此，这本《〈伤寒论〉解析》就是以中华人民共和国卫生部中医研究院编的《伤寒论语译》为依据，参究了历代注解较为贴切有素的医家部分注释，结合昆明地区几位研究《伤寒论》有较高造诣并在临床上卓有成效的医家，如吴佩衡、戴丽三、吕重安、朱尊程、吴鎏波等的思想编著而成。可以说现代的科学唯物辩证法是古代朴素唯物辩证法的提高，现代科学的认识是古代经验认识的提高。张仲景将古代朴素的唯物辩证法与临床实践具体地结合，写下了《伤寒论》，如今，我们用提高了的哲学和认识去学习和运用《伤寒论》，就可以把其发扬光大！

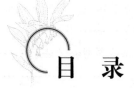

目 录

第一章 《伤寒论》及作者简介 …………………………1
  第一节 《伤寒论》简介 …………………………………1
    一、《伤寒论》是我国著名的四部古典医籍之一 ……1
    二、《伤寒论》的沿革 …………………………………2
    三、《伤寒论》的主要内容 ……………………………2
    四、《伤寒论》的价值 …………………………………2
  第二节 作者史略 …………………………………………3
    一、仲景所处的历史时代 ………………………………3
    二、《伤寒论》的几个主要思想 ………………………5

第二章 《伤寒论》中六经的意义 ………………………7
  第一节 六经的解释 ………………………………………7
  第二节 六经辨证的思维逻辑 ……………………………8
    一、六经在医学中所代表的方面 ………………………8
    二、六经间的相互关系和传变规律 ……………………9
    三、以六经为中心的辨证与其他各方面的联系 ……11

第三章 《伤寒论》六经辨证的内容 …………………13
  第一节 太阳病 ……………………………………………13
    一、太阳病的性质 ………………………………………13
    二、太阳病的主脉主证 …………………………………13

三、关于传经与不传经，阴阳鉴别和寒热真假的问题
　　……………………………………………………………… 13
　　四、太阳病的证候类型和治法 ……………………… 14
第二节　阳明病 ……………………………………………… 56
　　一、阳明病的性质 …………………………………… 56
　　二、阳明病的主脉主证 ……………………………… 56
　　三、阳明病的来路 …………………………………… 57
　　四、阳明病的证候类型和治法 ……………………… 57
　　五、阳明病预后 ……………………………………… 69
第三节　少阳病 ……………………………………………… 72
　　一、少阳病的性质 …………………………………… 72
　　二、少阳病的主脉主证 ……………………………… 72
　　三、少阳病的治法 …………………………………… 72
　　四、少阳病的治禁与小柴胡汤的加减 ……………… 73
　　五、少阳病的兼变证治 ……………………………… 75
　　六、热入血室 ………………………………………… 79
第四节　合病与并病 ………………………………………… 80
　　一、合病 ……………………………………………… 81
　　二、并病 ……………………………………………… 83
第五节　太阴病 ……………………………………………… 86
　　一、太阴病的性质 …………………………………… 86
　　二、太阴病的主脉主证 ……………………………… 86
　　三、太阴病的证治 …………………………………… 87
　　四、太阴病的禁忌 …………………………………… 90
　　五、太阴病的预后 …………………………………… 90
第六节　少阴病 ……………………………………………… 92
　　一、少阴病的性质 …………………………………… 92
　　二、少阴病的主脉主证 ……………………………… 92
　　三、少阴病寒化证治 ………………………………… 93

四、少阴病热化证治 ·············· 101
　　五、少阴病咽痛证治 ·············· 103
　　六、少阴病兼证治法 ·············· 105
　　七、少阴病的禁忌 ················ 108
　　八、少阴病的预后 ················ 108
　第七节　厥阴病 ······················ 113
　　一、厥阴病的性质 ················ 113
　　二、关于厥阴病主证的问题 ········ 113
　　三、关于厥阴病热型的问题 ········ 114
　　四、厥阴病的证候类型和治法 ······ 115
　　五、厥阴病治禁 ·················· 120
　　六、厥逆证治 ···················· 121
　　七、厥阴病和厥逆证的预后 ········ 127
　第八节　关于六经病愈解之时 ·········· 131

第四章　《伤寒论》的其他内容 ·········· 133
　第一节　霍乱病 ······················ 133
　　一、霍乱病的名称和主要症状 ······ 133
　　二、霍乱病的脉象和症状 ·········· 133
　　三、霍乱病的治疗 ················ 134
　第二节　阴阳易差后劳复病 ············ 137
　　一、劳复 ························ 137
　　二、差后处理 ···················· 138

附　录 ································ 141

第一章 《伤寒论》及作者简介

第一节 《伤寒论》简介

一、《伤寒论》是我国著名的四部古典医籍之一

我国四部古典医籍（旧称"四大经典"）简要介绍如下。

（一）《黄帝内经》（简称《内经》）

1.《素问》

战国时期作品，以阴阳五行为基础理论，对中医的生理、病理、摄生、诊断、治疗等各方面作了阐述，为我国第一部医籍。

2.《灵枢》（又称《针经》）

成书时间与上同，着重于经络、针灸治疗的论述。

（二）《神农本草经》

东汉时作品，以三品分类法论述了365种药物的药性，为我国第一部药物专书。

（三）《伤寒论》（后详述）

公元219年前的作品。

（四）《金匮要略方论》

由北宋（距今约1000年前）翰林学士王洙在馆阁蠹简中发现，为治疗杂病最早的书籍。

也有四大经典是《黄帝内经》《黄帝八十一难经》《神农本草

经》及《伤寒杂病论》（包括《伤寒论》《金匮要略方论》）一说。

二、《伤寒论》的沿革

大约成书于三世纪初叶（公元219年前），其后经过多次战乱，甚至一度亡佚散乱，幸经晋代太医令王叔和加以整理编次，成为现今的《伤寒论》。宋代林億等作过一次校正，至金代成无己开始作全文注解，出版了《注解伤寒论》。其后注解《伤寒论》的医家前后相继，至现代已有数百家之多。例如，明方有执的《伤寒论条辨》、清柯韵伯的《伤寒来苏集》、云南省中医学院翻印的清郑钦安的《医理真传》《医法圆通》，以及现代医家陆渊雷的《伤寒论今释》等，都是我们学习《伤寒论》的参考资料。

三、《伤寒论》的主要内容

张仲景总结了东汉以前的医学经验，以六经辨证为经，以八纲辨证为纬，从客观实际出发，根据疾病的发展规律，用朴素的唯物辩证法，在理、法、方、药等各方面，建立起了"辨证论治"的医学理论，计有398条（过去称"397法"），113方（佚禹余粮丸一方，现存112方），应用药物80多种。

四、《伤寒论》的价值

历代医家对本论无不推崇备至，奉为"圭臬"，称之为"方书之祖"。甚至有人说："医者之学问，全在明伤寒之理。"不但国内如此，日本、朝鲜等国也都尊为经典，实施于临床治疗。它的价值具体有以下几方面。

（1）《伤寒论》使祖国医学中辨证论治的特有体系得以更系统、更完整地建立起来，如八纲（阴、阳、表、里、虚、实、寒、热）、八法（汗、吐、下、和、温、清、补、消）及六经辨证，从而奠定了中医治疗学的基础。

（2）它不仅是东汉以前的医学总结，同时在整个医学发展中，特别是在临床治疗学方面，起着承先启后的作用。如后世温病学说的成长，吴鞠通在《温病条辨》中也承认是在《伤寒论》的基础上发展起来的。

（3）它是一部确能切实指导临床工作的古典医籍，如能依据它的法则诊治疾病，无不切中病情，效如桴鼓。

（4）它将成为进行中西医结合，创建中国新医学、新药学的珍贵资料。

第二节 作者史略

张仲景，名机，生于汉桓帝元嘉二年（公元152年），逝当在汉献帝建安二十四年（公元219年）前后。关于他的生平，据《名医录》载："南阳人，名机，仲景乃其字也。举孝廉，官至长沙太守，始受术于同郡张伯祖。时人言，'识用精微过其师'。"后世凡称述仲景的，都据《名医录》，但《名医录》的原始材料出处如何，值得研究。不过，这里尚且从之，仲景能著出光辉不朽的著作《伤寒论》，是与当时的历史背景分不开的，是与他不同于时人的思想分不开的，下面从两方面试作分析。

一、仲景所处的历史时代

仲景所处的时代，既是战乱的时代，也是科学发展的时代。

（一）战乱的时代

东汉是以光武帝为首，以南阳豪强为基干的豪强集团推翻王莽新朝建立起来的。在前期，朝廷对豪强还有一定程度的控制力。汉和帝时，朝廷向豪强让步，废除盐铁官卖制，放任私家经营，豪强势力更加强大，反过来对朝廷实行控制。于是代表上层豪强的外戚和代表下层豪强的宦官，为争夺对朝廷的控制权展开了激烈的斗争。在中央集权制失灵以后，上下豪强进行割据，兼并农民，残酷剥削农民，农民为寻生路，被迫暴动。汉灵帝中平元年（公元184年）爆发了黄巾军大起义。由于起义仓促，困难重重，加之汉灵帝大赦党人，和缓统治阶级内部的矛盾，整个统治阶级都发动起来。以大豪强出身的皇甫嵩与以儒生出身的卢植率领大批党徒（董卓、曹操、刘备、孙坚等），一致向黄巾军进攻，最后豪强武装镇压了黄巾军，同时也冲破了中央集权的外壳，疯狂地进行大混战。向来是经济文化中心的黄河流域遭受毁灭性的破坏，户口骤减，十不存一。经过大混战，最后形成以曹操、刘备、孙权为首的三个割据势力，成立魏蜀吴三国。

张仲景就是生长在东汉后期这样一个战乱的时期里。公元184年，黄巾军起义，他32岁，于约三国成立（以公元220年算）前一年逝世。所以，当时民不聊生、疾病流行、人民死亡众多的惨状在他的《伤寒论》自序中也有所反映。他说："余宗族素多，向余二百，建安纪年以来，犹未十稔，其死亡者三分有二，伤寒十居其七。"一个宗族中，因患病死亡者如此众多，整个社会情况则可以想见。他看到这种惨状，曾感伤地说："感往昔之沦丧，伤横夭之莫救。"因此，他精研医术，希望解除人民疾苦。

（二）科学发展的时代

东汉农业已普遍使用牛耕，工商业也比西汉发达。一般说来，东汉生产力是提高了。随着经济基础的发展，反映在上层建筑的文化思想也必然表现出显著的进步。

1. 反映唯物思想的《论衡》产生

王充是我国古代伟大的思想家，生于汉光武帝建武三年（公元27年），逝于汉和帝永元八年（公元96年）。王充用当时接近口语的文体写《论衡》，目的在于通过有书馆文化程度的人影响广大民众，使朝廷提倡的"世书俗说"失去欺骗的对象。从这一点说来，王充是反对东汉主要上层建筑的革命家。他以唯物主义的观点指明：天地是物质，没有"神"；人死之后也没有什么"鬼"。王充"考论实虚"的方法是"引物事以验其言行"。就是说，实际存在的物体和行事是可靠的物事，凡是不可捉摸和不可实现的物事都是虚妄的物事。从虚妄物事出发的言和行，必然也是虚妄的言行，检验它们的尺度就是实际存在的物事。王充的唯物论思想，大大地发展了我国的古代哲学。以古代哲学为指导思想的祖国医学，在这个时代也必将受到促进。

2. 候风仪、地动仪的出现

它们的发明者张衡是东汉伟大科学家，生于汉章帝建初三年（公元78年），逝于汉顺帝永和四年（公元139年）。汉安帝时，张衡是职掌天文的太史令，他用精铜制造浑天仪，用铜漏（古代计时刻器）水转动浑天仪，观测天象。公元132年，他做成候风仪和地动仪（候风仪已失传）。张衡的这些伟大发明大大推动了科学发展。

伟大的医学家张仲景就是生长在王充与张衡的时代，他们的伟大科学思想必然对他有所影响。

二、《伤寒论》的几个主要思想

（一）悲天悯人、救死扶伤的思想

从《伤寒论》序言中有关张仲景因宗族患病、死亡众多而伤感发奋学医的一段记述中，可以看到他悲天悯人、救死扶伤的思想。然而，如果再从他的序言中加以研究，他的这种思想是非常突出的。如序言一开始："余每览越人入虢之诊，望齐侯之色，未尝不慨然叹其才秀也。怪当今居世之士，曾不留神医药，精究方术，上以疗君亲之疾，下以救贫贱之厄，中以保身长全，以养其生。但竞逐荣势，企踵权豪，孜孜汲汲，惟名利是务。崇饰其末，忽弃其本，华其外而悴其内。皮之不存，毛将安附焉？"仲景首先赞叹了扁鹊的医术，接着对比了东汉士人只顾追求名利，不顾人民疾苦的情况，揭露了当时社会的矛盾，指出了它的危害。身为士人的仲景面对着战火纷纷、疫疠流行的灾难环境，还能想到受难的人民大众，并严厉地批判当时士人"竞逐荣势，企踵权豪，孜孜汲汲，惟名利是务"的丑态，体现了他的进步思想。

(二)纠正陋习、发展科学的思想

仲景在东汉几位文化界的伟人影响下,寻求科学、发展科学、纠正陋习的思想很强烈,从他的序言中可以看到。他说:"观今之医,不念思求经旨,以演其所知,各承家技,始终顺旧。省疾问病,务在口给。相对斯须,便处汤药。按寸不及尺,握手不及足;人迎趺阳,三部不参;动数发息,不满五十。短期未知决诊,九候曾无仿佛,明堂阙庭,尽不见察,所谓窥管而已。夫欲视死别生,实为难矣!"对这些不认真阅读和钻研古人医书,只是抱着家传的一点儿医技,始终守旧,不求前进的医者,对他们看病只是随便问问,不认真细致地进行望、闻、问、切的态度,仲景给了严厉的批评,认为这些陋习,应该予以纠正。另外,对那些"钦望巫祝""束手受败"的迷信思想和消极情绪,仲景更是加以痛斥,认为都是愚昧不悟所致。所以,仲景要发展科学、唤醒群众,于是他立下总结东汉以前的医学知识的志愿,用科学的态度推动医学向前发展。

(三)总结经验、阐发学术的思想

仲景在自序中写道:"……乃勤求古训,博采众方,撰用《素问》《九卷》《八十一难》《阴阳大论》《胎胪药录》,并平脉辨证,为《伤寒杂病论》合十六卷……"从这段序中,我们可以看到仲景为了写《伤寒杂病论》认真地作了调查研究,累积资料。所谓"勤求古训,博采众方",就是这个意思。在调查研究的基础上,他又以《黄帝内经》《黄帝八十一难经》等古典医籍为理论指导,取其精华,结合实际阐发了学术,写成了两千年来不朽的伟大巨著——《伤寒论》。

在这里也必须指出,由于仲景的阶级地位和生活时代的局限性,他受孔孟思想及封建等级观念的影响很严重,如"上以救君亲之疾,下以救贫贱之厄",是应该加以批判的。当然,他的序言中还有一些问题,需用批判的观点去对待。

第二章 《伤寒论》中六经的意义

第一节 六经的解释

始见于《黄帝内经·素问》，古人用以观察阴阳的消长和转化的变化情况，具体如下：

太阳（或称"巨阳""大阳"）——有阳气旺盛的意义，又有"太阳为开"之称。

阳明——"两阳合明"之意，即是在太阳和少阳两经阳气基础上的继续，又有"阳明为阖"之称。

少阳——阳气减弱之意，又有"少阳为枢"之称。

太阴——阴气旺盛之意，又有"太阴为开"之称。

少阴——阴气减弱之意，又有"少阴为枢"之称。

厥阴——阴气发展的最后阶段，有"两阴交尽"的意义，开始重新向阳的方面转化，又有"厥阴为阖"之称（厥——气闭，昏倒，失去知觉；在这里大有"厥者绝也"之意）。

太阳、阳明、少阳称"三阳"，太阴、少阴、厥阴称"三阴"。三阳、三阴合称"六经"。

（参考《黄帝内经·素问·至真要大论》《黄帝内经·素问·阴阳离合论》相关内容）

第二节　六经辨证的思维逻辑

一、六经在医学中所代表的方面

（1）代表客观环境的方面（即代表六气、六淫）。

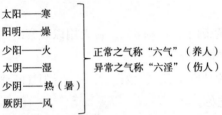

（2）代表人体生理方面（即代表脏、腑、经络）。
（3）代表人的病理变化方面（即代表症状、提纲、热型）。

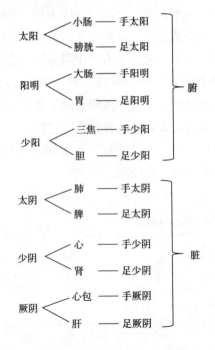

六经	症状（提纲）	热型
太阳	脉浮，头项强痛而恶寒	恶寒发热
阳明	胃家实是也	但热不寒
少阳	口苦、咽干、目眩也	寒热往来
太阴	腹满而吐，食不下，自利益甚，时腹自痛，若下之，必胸下结硬	手足自温
少阴	脉微细，但欲寐也	但寒不热
厥阴	消渴，气上撞心，心中疼热，饥而不欲食，食则吐蛔，下之利不止	寒热胜复

二、六经间的相互关系和传变规律

（一）表里关系

太阳与少阴互表里；阳明与太阴互表里；少阳与厥阴互表里。

（二）上中下本、标、中气关系

1. 上中下

根据"本之下，中之见也；见之下，气之标也"而来。（《黄帝内经·素问·六微旨大论》）

2. 表解

六经之气以风、寒、热、湿、燥、火为本，以三阴三阳为标，标本之中见者为中气。如少阳、厥阴为表里（胆与肝，三焦与心包为表里），表里相通，则彼此互为中气。

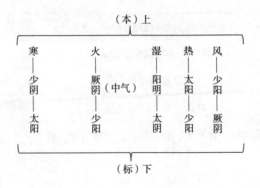

(三)传经

1. 循经传
太阳→阳明→少阳→太阴→少阴→厥阴。

2. 越经传
太阳→阳明→少阳→太阴→少阴→厥阴。

3. 表里相传
太阳传少阴,阳明传太阴,少阳传厥阴。

(四)直中

不经过三阳,直接出现阴经的证候。例如,一起病就见下利,呕吐,腹满或痛,四肢手足心热,无热恶寒,口不渴,则为直中太阴。

(五)六经从化特性

太阳、少阴从本又从标(标本异气)。

少阳、太阴从本(标本同气)。

阳明、厥阴不从标本从中见(燥从湿化,木从火化)。

太阳、少阴各有两条路。

少阳、太阴各有一条路。

阳明有二条路。

厥阴有三条路（从热、寒、风化）。

三、以六经为中心的辨证与其他各方面的联系

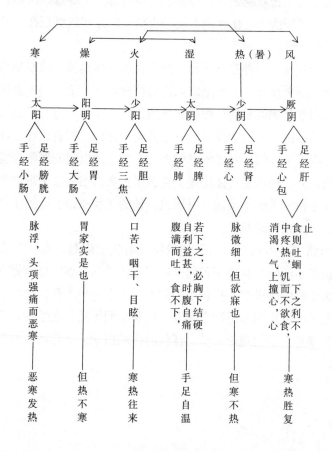

综上所述，张仲景以六经为代表，把客观环境、人体生理和病理变化等各方面有机地联系在一起，运用六经之间的相互关系和传变规律，创造了以六经为中心的辨证论治法则。从这个法则总的构思去看，整体观念很强，基本上是符合辩证唯物主义的。何谓"唯物辩证法？"《矛盾论》指出："从事物的内部，从一事物对他事物的关系去研究事物的发展，即把事物的发展看作是事物内部的必

然的自己的运动,而每一事物的运动都和它的周围其他事物互相联系着和互相影响着。"而不是像形而上学用"用孤立的、静止的和片面的"观点去看问题。六经辨证基本符合这个观点,所以它是朴素的唯物辩证法。《伤寒论》能一直指导医疗实践到现在,其科学性也就在这里。

我们应该学习仲景继承和发扬古代医学的精神。他不单是"勤求古训,博采众方",而是以创造的精神对《黄帝内经·素问》切合实际的部分加以发扬。按范文澜的说法:张仲景脱离了五行的束缚,推动了医学向科学发展。范老的这个评论,很有道理。仲景在《黄帝内经·素问》六经的基础上,总结了他以前的医学经验,对理、法、方、药作了具体论述,克服了古典医书抽象论理的困扰,又进一步指导了医学实践。可以说,他的《伤寒论》达到了"实践→理论→实践"的要求。

当然也必须指出,由于仲景所处时代的限制,对一些道理的解释仍是不清的,有待于我们今后用现代科学去加以整理提高。战国时医学科学的进步,找到了阴阳五行这个论理工具,使医、巫分家;东汉的进步则为更结合实际,摆脱空洞无物的玄学。从历史上看,哲学是医学的理论基础,任何时候的医学发展都离不开哲学的指导。

第三章 《伤寒论》六经辨证的内容

第一节 太阳病

一、太阳病的性质

太阳本寒,与少阴为表里,是六经的藩篱,故有"太阳为一身之表"的说法。病邪侵入首当其冲,因此可认为此阶段是外感六淫的初期阶段。

二、太阳病的主脉主证

第1条:"太阳之为病,脉浮,头项强痛而恶寒。"
从原文解析:
主脉——浮。(表证脉型)邪在体表,血气向外抵抗,脉应见浮。
主证——头项强痛(膀胱经俞行头项背,邪伤太阳经气)。
热型——恶寒发热。(表证热型)邪伤卫阳故恶寒,邪束于表,阳气被郁则发热。
因此,《伤寒论》第1条被称为太阳病的提纲。

三、关于传经与不传经,阴阳鉴别和寒热真假的问题

第4条:"伤寒一日,太阳受之,脉若静者为不传,颇欲吐,若躁烦,脉数急者,为传也。"
第5条:"伤寒二、三日,阳明、少阳证不见者,为不传也。"
这两条说明,脉静,且无病症;"为不传"是病已愈,即病退

的表现，称"不传经"。若欲吐，烦躁，脉数急，"为传"是病进的表现，称"传经"。

第7条："病有发热恶寒者，发于阳也；无热恶寒者，发于阴也。发于阳七日愈，发于阴六日愈，以阳数七，阴数六故也。"

这条主要说明病发于阴阳的鉴别，发于阳则有"发热恶寒"之状；若发于阴则有"无热恶寒"的症状。所以，发热与不发热就是阴阳的鉴别点。

第11条："病人身大热，反欲得衣者，热在皮肤，寒在骨髓也；身大寒，反不欲近衣者，寒在皮肤，热在骨髓也。"

此条以病人苦欲辨寒热的真伪，"身大热，反欲得衣"是真寒伪热；"身大寒，反不欲近衣"是真热伪寒。

所以，传经与不传经、阴阳鉴别和寒热真伪，其实，是用以观察病情的进退变化，鉴别疾病的性质及病情的真伪的，取一候为尺码而断定本质的变化，这是仲景教人的方法之一，我们可以引为借鉴。

当然，这四条条文也可放到其他篇章里去，因为它所说的，并非仅是太阳病范围的问题。仲景在太阳病脉证并治中提出来，是为了使读者在文章的开始就能对疾病的变化、鉴别、真伪有所认识，所以提前说了。

四、太阳病的证候类型和治法

太阳病的证候类型很多，有经证、腑证及经证的兼证和类似证，还有经证的误治变证。其重点是经证和腑证，为了突出重点，加深其印象，拟下表以示其要。其他类型可以围绕而说。

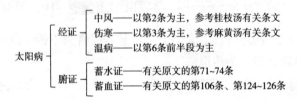

（一）太阳病经证

1. 太阳中风证

（1）中风证的定义。

第2条："太阳病，发热，汗出，恶风，脉缓者，名为中风。"

解析：

中风证的定义——太阳病，发热恶风，汗出，脉浮缓。

（2）中风证的治法及桂枝汤适应证。

第12条："太阳中风，阳浮而阴弱。阳浮者，热自发；阴弱者，汗自出。啬啬恶寒，淅淅恶风，翕翕发热，鼻鸣干呕者，桂枝汤主之。"

第42条："太阳病，外证未解，脉浮弱者，当以汗解，宜桂枝汤。"

第53条："病常自汗出者，此为荣气和，荣气和者，外不谐，以卫气不共荣气谐和故尔。以荣行脉中，卫行脉外，复发其汗，荣卫和则愈，宜桂枝汤。"

第54条："病人，藏无他病，时发热，自汗出而不愈者，此卫气不和也，先其时发汗则愈，宜桂枝汤。"

第95条："太阳病，发热汗出者，此为荣弱卫强，故使汗出，欲救邪风者，宜桂枝汤。"

解析以上原文，中风证应该以桂枝汤治，桂枝汤证的共同表现如下：

病因——感受风邪，荣卫不和
脉象——浮缓，浮弱（缓、弱都是营弱之象）
病机和症状——风邪闭束则头痛，卫强则发热，
　　　　　　营弱则汗出，汗出肌疏，当风则
　　　　　　恶，故恶风 } 风寒表虚证
治则——解肌泄邪，调和营卫。
方剂——桂枝汤：桂枝 三两　芍药 三两　炙甘草 二两　生姜 三两　大枣 十二枚

上五味，以微火煎，服后啜热粥以助药力，若身上漐漐有汗即可，若病不退者，再服二三煎。

方解：桂枝解肌通阳，生姜解肌助阳，芍药和营敛阴，大枣和营益阴，甘草调和诸药，故有解肌泄邪、调和营卫、燮理阴阳之功。

柯韵伯："此方仲景群方之冠，乃滋阴和阳、调和营卫、解肌发汗之总方也……如所言头痛发热、恶风恶寒、鼻鸣干呕等病，但见一证即是，不必悉具，惟以脉弱自汗为主耳。愚常以此汤治自汗盗汗、虚疟虚利，随手而愈。"

由于桂枝汤不仅解肌泄邪，尚能调和营卫、燮理阴阳，所以，在太阳病以外的营卫不和及阴阳不调者也可用之。如：

第387条："吐利止，而身痛不休者，当消息和解其外，宜桂枝汤小和之。"

昆明医家戴丽三，将该方的调和营卫、燮理阴阳的功能扩大，用以治疗各种营卫虚弱、阴阳失调的病症，如更年期综合征、肌肉跳动、肌肉疼痛、肌肤发痒、外伤或手术后虚弱及失眠等；变发表剂为补益剂，收效甚佳。

（3）桂枝汤不适宜证。

第16条："太阳病三日，已发汗，若吐、若下、若温针仍不解者，此为坏病，桂枝不中与之也。观其脉证，知犯何逆，随证治之。桂枝本为解肌，若其人脉浮紧、发热、汗不出者，不可与之也。常须识此，勿令误也。"

第17条："若酒客病，不可与桂枝汤。得之则呕，以酒客不喜甘故也。"

第19条："凡服桂枝汤吐者，其后必吐脓血也。"

以上条文说明：①若经汗、吐、下、温针治而不愈的坏病，难以正名，不再用桂枝汤；②麻黄汤证误服桂枝汤是不恰当的，不能达到开腠理发汗的效果，反使病人难受；③嗜酒的人，湿热较重，往往不喜甜食，桂枝汤味甘、性温、助湿、助热，所以酒客服了就呕；④历代注家对第19条的解释为：胃家湿热素盛，更服桂枝汤，则两热相搏，中满不行，上逆而吐，热愈淫溢，必吐脓血，乃未至而逆料之词，只宜参考。

（4）中风证的兼证。

第14条："太阳病，项背强几几，反汗出恶风者，桂枝加葛根汤主之。"［几（shū）：音殊，这里是指项背拘急不舒，不能自如的感觉］

第18条："喘家，作桂枝汤加厚朴杏子佳。"

第23条："太阳病，得之八九日，如疟状，发热恶寒，热多寒少，其人不呕，清便欲自可，一日二三度发。脉微缓者，为欲愈也；脉微而恶寒者，此阴阳俱虚，不可更发汗、更下、更吐也；面色反有热色者，未欲解也，以其不能得小汗出，身必痒，宜桂枝麻黄各半汤。"

第25条："服桂枝汤，大汗出，脉洪大者，与桂枝汤如前法。若形似疟，一日再发者，汗出必解，宜桂枝二麻黄一汤。"

第27条："太阳病，发热恶寒，热多寒少，脉微弱者，此无阳也，不可发汗。宜桂枝二越婢一汤。"

第43条："太阳病下之，微喘者，表未解故也，桂枝加厚朴杏子汤主之。"

第117条："烧针令其汗，针处被寒，核起而赤者，必发奔豚，气从少腹上冲心者，灸其核上各一壮，与桂枝加桂汤，更加桂二两也。"

以上原文解析各条所述证候是在桂枝汤证外（有的已冠以"太阳病"，有的虽未说，但又说已服了桂枝汤，显然是桂枝汤证未罢），又出现了部分兼证，因此在用药上也就以主方桂枝汤中加味，或变易其制为用。

现将其归纳列表如下：

主证	兼证	方名	主方加味（或变易其制）									原因	治疗作用	附注
			药物用量											
			桂枝	芍药	生姜	甘草	大枣	麻黄	杏仁	厚朴	葛根	石膏			
桂枝汤证：发热、恶风，汗出，头痛，脉浮缓	项背强几几	桂枝加葛根汤	二两	二两	三两	二两	十二枚				四两		桂枝汤证未罢，阳经前失濡养	调和营卫，滋养经俞	
	喘家，下后微喘	桂枝加厚朴杏子汤	三两	三两	三两	二两	十二枚		五十枚	二两			表邪未罢，里气上逆	解肌驱邪，降逆定喘	
	得之八九日，如疟状，发热恶寒，热多寒少，一日二三度发，其人不呕，清便自可，面色反有热色，身痒	桂枝麻黄各半汤	一两十六铢	一两	一两	一两	四枚	一两	二十四枚				太阳病数日不解，不得小汗	轻散外邪	

主证	兼证	方名	主方加味（或变易其制）										原因	治疗作用	附注
			药物用量												
			桂枝	芍药	生姜	甘草	大枣	麻黄	杏仁	厚朴	葛根	石膏			
桂枝汤证：发热，恶风，汗出，头痛，脉浮缓	服桂枝汤，若形似疟，一日再发者	桂枝二麻黄一汤	一两十七铢	一两六铢	一两六铢	一两二铢	五枚	十六铢	十六个				大汗后，外邪仍郁于肌表	轻散外邪	发汗作用比上方更小
	发热恶寒，热多寒少	桂枝二越婢一汤	十八铢	十八铢	一两二铢	十八铢	四枚	十八铢				二十四铢	邪郁肌表，里热较盛	散外邪，清里热	当有里热口渴现象
	烧针令汗，针处被寒，核起而赤，必发奔豚	桂枝加桂汤	五两	三两	三两	二两	十二枚						烧针处被寒气上冲发奔豚	温阳祛寒，平冲逆	

2. 太阳伤寒证

（1）伤寒证的定义。

第3条："太阳病或已发热，或未发热，必恶寒，体痛，呕逆，脉阴阳俱紧者，名为伤寒。"

解析：伤寒证的定义——太阳病，发热恶寒，无汗，体痛，呕逆，脉浮紧。

（2）伤寒证的治法。

第35条："太阳病，头痛发热，身疼腰痛，骨节疼痛，恶风无汗而喘者，麻黄汤主之。"

第47条："太阳病，脉浮紧，发热，身无汗，自衄者，愈。"

第51条："脉浮者，病在表，可发汗，宜麻黄汤。"

第52条："脉浮而数者，可发汗，宜麻黄汤。"

第55条："伤寒脉浮紧，不发汗，因致衄者，麻黄汤主之。"

解析以上原文，伤寒证以麻黄汤治之，麻黄汤证的表现如下：

病因——寒邪伤表，腠理闭塞
脉象——浮紧（正气抗邪于表而浮，寒邪盛而紧）
病机和症状——阳郁而发热，寒伤阳而恶寒，寒主收引闭束皮毛而无汗，肺气不宣而喘，寒邪闭束而使头痛，身疼腰痛，骨节疼痛
} 风寒表实证

治则——开腠发汗，驱除寒邪。

方剂——麻黄汤：麻黄 三两 桂枝 二两 炙甘草 一两 杏仁 七十个

上四味，先煮麻黄去沫，再纳诸药，去滓温服，不须啜粥，余如桂枝法将息。

方解：麻黄开腠理而发汗，桂枝解肌通阳，佐麻黄增加祛寒之力，杏仁疏利肺气而平喘，甘草调诸药而和中，共奏开腠发汗、驱邪除寒邪之功。

麻黄汤与桂枝汤脉证鉴别

方名	桂枝汤	麻黄汤
主治	太阳中风（表虚证）	太阳伤寒（表实证）
脉象	浮缓	浮紧
症状	头项强痛，发热恶风，有汗	头项强痛，发热恶寒，无汗

（3）麻黄汤发汗的禁忌证。

第49条："脉浮数者，法当汗出而愈，若下之，身重心悸者，不可发汗，当自汗出乃解。所以然者，尺中脉微，此里虚，须表里实，津液自和，便自汗出愈。"

第50条："脉浮紧者，法当身疼痛，宜以汗解之，假令尺中迟者，不可发汗，何以知之然，以荣气不足，血少故也。"

第89条："病人有寒，复发汗，胃中冷，必吐蛔。"

第83条："咽喉干燥者，不可发汗。"

第84条："淋家，不可发汗，汗出必便血。"

第85条："疮家虽身疼痛，不可发汗，汗出则痉。"

第86条："衄家，不可发汗，汗出必额上陷，脉急紧，直视不能眴，不得眠。"

第87条："亡血家，不可发汗，发汗则寒栗而振。"

第88条："汗家重发汗，必恍惚心乱，小便已，阴疼，与禹余粮丸。"（方缺）

太阳伤寒，表寒外束，腠理闭塞，所以用发汗之剂发散表寒，排除病邪，但病人体质，强弱异等，平日宿疾，各有素因，用麻黄汤以取汗，必须体液充实，以为发汗之资，若资源缺乏，妄汗则犯虚虚之戒。妄发其汗，既能耗阴，又能亡阳，故阴虚者不可发汗，阳虚者亦不可发汗，此仲景慎重告诫之处。

发汗禁忌证、因表

	脉证	原因	误汗后的逆证
49条	下之身重，心悸，尺中脉微	里虚	里更虚竭（心悸身重更甚）
50条	尺中脉迟	荣气不足（血少）	荣血更消耗（脉更迟）
89条	胃中冷（应兼表证）	中虚里寒	必吐蛔
83条	咽喉干燥	阴液不足	干燥益甚，为咳，为咽痛，为吐脓血
84条	淋家	下焦有热，津液亏损	必便血
85条	疮家（身疼痛）	气血不足	致痉
86条	衄家	阳亢，阴血亏损（夺血则无汗）	额上陷，脉急紧，直视不能眴，不得眠
87条	亡血家	气血两亏	寒栗而振
88条	汗家	心液亏虚（夺汗则无血）	恍惚心乱，小便已，阴痛

（4）伤寒证的兼证。

①外寒束表，闭热于经（大青龙汤证）。

第38条："太阳中风，脉浮紧，发热恶寒，身疼痛，不汗出而烦躁者，大青龙汤主之；若脉微弱，汗出恶风者，不可服之。服之则厥逆，筋惕肉瞤，此为逆也。"

第39条："伤寒脉浮缓，身不疼，但重，乍有轻时，无少阴证者，大青龙汤发之。"

解析以上原文，大青龙汤的表现如下：

病因——表寒闭束，兼有里热 ⎫
　　　（风寒外束，闭热于经） ⎪
脉象——浮紧 ⎬ 表寒里热证
病机和症状——麻黄汤证兼烦躁，因正邪相峙 ⎪
　　　　　　于表，不得汗解，阳郁不得透 ⎪
　　　　　　发而烦，或闭郁不汗，水湿不 ⎪
　　　　　　得排出，则身重，乍有轻时 ⎭

治则——发汗解表，清热除烦。
方剂——大青龙汤：麻黄（去节）六两　桂枝（去皮）二两　炙
　　　　　　甘草二两　杏仁四十枚　生姜（切）三两　大
　　　　　　枣（擘）十枚　石膏如鸡子大

煮法服法与麻黄汤相同。

方解：本方以麻黄汤为基础，加石膏辛寒清热，姜枣调和营卫，故有发汗祛寒、兼清里热之功。

第38条后半句说明了大青龙汤的禁忌。

②外寒束表，内有停饮（小青龙汤证）。

第40条："伤寒表不解，心下有水气，干呕发热而咳，或渴，或利，或噎，或小便不利，少腹满，或喘者，小青龙汤主之。"

第41条："伤寒心下有水气，咳而微喘，发热不渴，服汤已，渴者，此寒去欲解也，小青龙汤主之。"

解析以上原文，小青龙汤证的表现如下：

病因——外有表寒，内挟水气，肺失肃降 ⎫
脉象——浮而弦紧（弦为有饮） ⎬ 表寒里有水气证
病机和症状——麻黄汤证加有干呕、咳 ⎪
　　　　　　喘、清白痰，其所以然是 ⎪
　　　　　　因水寒相搏，胃气失调， ⎪
　　　　　　肺气失司而得 ⎭

治则——发汗散水，逐寒敛肺。

方剂——小青龙汤：麻黄（去节）$_{三两}$ 芍药$_{三两}$ 细辛$_{三两}$ 干姜$_{三两}$ 炙甘草$_{三两}$ 桂枝$_{三两}$ 五味$_{半升}$ 半夏$_{半升}$

煮服法与麻黄汤相同。

方解：小青龙汤的方药组成，以麻黄、桂枝、芍药行营卫而散表邪，以干姜、细辛、半夏逐寒饮行水气而止咳呕，以五味子之酸而敛肺之逆气，以甘草之甘而和诸药，即《黄帝内经》所谓"以辛散之，以甘缓之，以酸收之"之意（五味子，芍药与麻黄，细辛同用还有开合之意）。

③太阳经俞不利（葛根汤证）。

第31条："太阳病，项背强几几，无汗恶风，葛根汤主之。"

解析以上原文，葛根汤证的表现如下：

病因——寒邪束表，太阳经俞不利。

脉象——浮紧（与麻黄汤证同）。

病机和症状——麻黄汤证加项背强几几，表寒未罢，太阳经俞于濡养，足太阳膀胱经行人身之项背，经俞失养，则现强几几之状。

治则——开腠理，祛寒邪，滋经脉。

方剂——葛根汤：葛根$_{四两}$ 麻黄$_{三两}$ 桂枝$_{二两}$ 生姜$_{三两}$ 甘草$_{二两}$ 芍药$_{二两}$ 大枣$_{十二枚}$

煮服法与麻黄汤相同。

方解：桂枝汤是调和营卫之方，加葛根滋养经脉，为桂葛汤，上面已说过；现因无汗，则又加麻黄开腠发汗，故有开腠理、祛寒邪、滋经脉之效。

3. 太阳温病证

（1）温病证的定义。

第6条："太阳病，发热而渴，不恶寒者，为温病。"

本条以"太阳病"冠之，既称"太阳病"，就跑不出"脉浮，头项强痛而恶寒"的范围，然而仲景又强调了"发热而渴，不恶寒者"，这个"渴"与"不恶寒"则明示疾病的性质不是寒而是热了。因热邪伤阴，病人才渴饮自救；因热邪侵犯，虽病在太阳境界，而恶寒为时也短，因此，其时的长短只能用"不恶寒"来强调。所以是热邪作祟的太阳病，称为"温病"。

（2）温病证的治法。

经上述分析，已得知"温病"乃系热邪袭表所为，所以其治则应是辛凉解表。但是仲景并未指明何方主之，若以治则推究方药，那么只有《伤寒论》中的麻杏甘石汤还符合辛凉解表的效应。因此，它可算是治疗太阳温病证的处方。

麻杏甘石汤：麻黄（去节）四两　杏仁（去皮尖）五十个　炙甘草二两　石膏（碎，绵裹）半斤

煮服法与麻黄汤相同。

方解：麻黄开肺气，并能辛开达外，杏仁宣肺平喘，石膏辛寒清热，甘草调药和中，共奏辛凉解表、宣肺平喘之效。

然而，《伤寒论》原意并不是以它治温病，而是以它治汗后、下后汗出而喘的疾病。

第63条："发汗后，不可更行桂枝汤，汗出而喘，无大热者，可与麻黄杏仁甘草石膏汤。"

第162条："下后不可更行桂枝汤，若汗出而喘，无大热者，可与麻黄杏仁甘草石膏汤。"

不过，后世的温病家，则把麻杏甘石膏汤列为辛凉解表的重剂，当然它较之轻剂和平剂的桑菊饮和银翘散，却是较高一等。

（二）太阳病腑证

1. 蓄水证

第71条："太阳病，发汗后，大汗出，胃中干，烦躁不得眠，欲得饮水者，少少与饮之，令胃气和则愈；若脉浮，小便不利，微热消渴者，五苓散主之。"

第72条："发汗已，脉浮数，烦渴者，五苓散主之。"

第73条："伤寒，汗出而渴者，五苓散主之；不渴者，茯苓甘草汤主之。"

第74条："中风发热，六七日不解而烦，有表里证，渴欲饮水，水入则吐者，名曰水逆，五苓散主之。"

既称为"太阳腑证"，显然与膀胱有关，《黄帝内经》称："膀胱者，州都之官，津液藏焉，气化则能出矣。"所以是司水液排泄的器官，一旦膀胱有病，水液排泄必然失常，故成蓄水证。

解析以上原文，蓄水证的表现如下：

病因——病邪随经入腑，邪水互结，膀胱气化失司。

脉象——浮数。

病机和症状——太阳表证（即桂枝证）未罢，则发热恶寒、汗出；膀胱气化失司，水津不能蒸布于上焦故现烦渴；水气不能通利于下焦，因而小便不利、少腹胀满。

治则——外解表邪，内通水府。

方剂——五苓散：猪苓 十八铢　泽泻 一两六铢　白术 十八铢　茯苓 十八铢　桂枝 半两

上五味捣为散，以白饮和服，日三服，多饮暖水，汗出愈。

方解：茯苓、猪苓、泽泻渗湿行水，渗水下行，白术健脾利湿，桂枝通阳化气，解表助阳，桂术同用，有化气行水之功。

第73条说："不渴者，茯苓甘草汤主之。"

可见，如果口不渴，说明水津蒸布的情况尚且正常，还不需五苓散，只需茯苓甘草汤即可。

茯苓甘草汤：茯苓 二两　桂枝 二两　甘草 一两　生姜 三两

上四味，以水煮，去滓，分温三服。

方解：茯苓利水，甘草和中，桂枝配生姜温中散水。

以上是蓄水证的治法，但五苓散还可用于别的方面，如：

第141条："病在阳，应以汗解之，反以冷水潠之，若灌之，其热被劫不得去，弥更益烦，肉上粟起，意欲饮水，反不渴者，服文蛤散。若不差者，与五苓散。"

第156条:"本以下之,故心下痞,与泻心汤,痞不解,其人渴而口燥烦,小便不利者,五苓散主之。"

第386条:"霍乱,头痛发热,身疼痛,热多欲饮水者,五苓散主之。"

从以上条文分析,可见五苓散的适应证是口渴欲饮水和小便不利为其害。

2. 蓄血证

太阳之腑膀胱,受邪所袭,热与血结而为蓄血证。其条文如下:

第106条:"太阳病不解,热结膀胱,其人如狂,血自下,下者愈。其外不解者,尚未可攻,当先解其外,外解已,但少腹急结者,乃可攻之,宜桃核承气汤。"

第124条:"太阳病,六七日,表证仍在,脉微而沉,反不结胸,其人发狂者,以热在下焦,少腹当硬满,小便自利者,下血乃愈,所以然者,以太阳随经,瘀热在里故也,抵当汤主之。"

第125条:"太阳病,身黄,脉沉结,少腹硬。小便不利者,为无血也;小便自利,其人如狂者,血证谛也,抵当汤主之。"

第126条:"伤寒有热,少腹满,应小便不利,今反利者,为有血也,当下之,不可余药,宜抵当丸。"

从上列原文解析,蓄血证的脉因症治为:

病因——阳邪入腑,热与血结。

脉象——沉结或沉涩(迟而不流利为涩,血滞;迟止无定为结,一般是郁,这里是瘀血)。

病机和症状——病在血分故神志失常,如狂或发狂,热与血结,水道无损,是蓄水证与蓄血证的辨别点,故小便自利,少腹急结或硬满。

治则——除热,破瘀,逐血。

方剂——桃仁承气汤,抵当汤或丸。

桃仁承气汤、抵当汤、抵当丸方证鉴别表

方名	药物用量							症状	原因	脉	功用
	桃仁	大黄	桂枝	芒硝	甘草	虻虫	水蛭				
桃仁承气汤	五十个	四两	二两	二两	二两			少腹急结恶如狂	太阳病瘀热互结膀胱	沉涩	除热逐瘀（适用新瘀）
抵当汤	二十个	三两				三十个	三十个	少腹满发狂	其人本有瘀血，热邪乘之结于下焦	沉结	破瘀逐血，峻剂（适用久瘀）
抵当丸	二十五个	三两				二十个	二十个	同上	同上	同上	破瘀逐血，缓剂

（三）表里先后的治疗原则

第44条："太阳病，外证未解，不可下也，下之为逆。欲解外者，宜桂枝汤。"

第90条："本发汗而复下之，此为逆也，若先发汗，治不为逆。本先下之，而反汗之，为逆；若先下之，治不为逆。"

第91条："伤寒，医下之，续得下利，清谷不止，身疼痛者，急当救里；后身疼痛，清便自调者，急当救表。救里宜四逆汤，救表宜桂枝汤。"

第92条："病发热头痛，脉反沉，若不差，身体疼痛，当救其里，宜四逆汤。"

第93条："太阳病，先下之而不愈，因复发汗，以此表里俱虚，其人因致冒，冒家汗出自愈，所以然者，汗出表和故也。里未和，然后复下之。"

第106条："太阳病不解，热结膀胱，其人如狂，血自下，下者愈。其外不解者，尚未可攻，当先解其外。外解已，但少腹急结者，乃可攻之，宜桃核承气汤。"

综其原文解析：

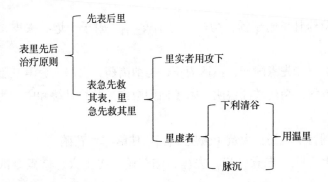

（四）太阳病误治变证

《伤寒论》太阳篇里，除论述太阳病的正治和兼治诸法外，其他多属误治变证的救治方法，这充分体现了仲景不仅重视正面的经验,也重视反面的教训,更重视逆证的救治方法,内容很多,这里按误汗、误吐、误下、火迫和水灌后,因误治而变的证治,进行分述,其中以突出重点和概括一般的方法叙述如下:

1. 误汗的变证

(1)误汗后虚实的辨治。

第68条:"发汗,病不解,反恶寒者,虚故也,芍药甘草附子汤主之。"

第70条:"发汗后,恶寒者,虚故也;不恶寒,但热者,实也。当和胃气,与调胃承气汤。"

从以上两条解析:汗后反恶寒是正虚(正虚的判断在于反恶寒,须与有寒邪的恶寒区别),无寒但热是邪实,其机制如下:

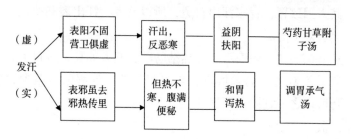

芍药甘草附子汤:芍药三两　甘草三两　附子(炮,去皮,破八片)一枚

上三味先煮附子,熟透为止,再纳诸药,去滓,分温三服。

方解:芍药敛汗益阴,附子回阳救逆,甘草甘缓和中,为益阴扶阳之方。

调胃承气汤:大黄(去皮)四两　甘草二两　芒硝半升

上三味,先煮二味,去滓,纳芒硝,更上火,微煮令沸,温服之。

方解:大黄泻下实热,芒硝润燥软坚,佐甘草以和胃气,是和胃泻热之方。

（2）误汗后伤阴、伤阳的辨治。

①误汗伤阴的证治。

第26条："服桂枝汤，大汗出后，大烦渴不解，脉洪大者，白虎加人参汤主之。"

第62条："发汗后，身疼痛，脉沉迟者，桂枝加芍药生姜各一两、人参三两新加汤主之。"

解析：

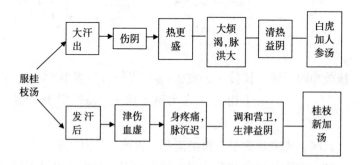

白虎加人参汤：知母_{六两}　石膏_{一斤}　炙甘草_{二两}　粳米_{六合}　人参_{二两}

上五味，以水煮，米熟汤成，去滓，日温三服。

方解：石膏辛寒，清热除烦，知母苦润，泻火滋燥，甘草、粳米，养胃健脾，人参生津止渴，补益气阴，故有清热益阴之功。

桂枝新加汤：桂枝（去皮）_{三两}　芍药_{四两}　炙甘草_{二两}　人参_{三两}　大枣（擘）_{十二枚}　生姜_{四两}

上六味，以水煮，去滓，日温三服。

方解：桂枝汤调和营卫，加芍药和血敛阴，人参益阴生津，生姜暖胃通阳，助津液四布，故为调和营卫，生津益阴之方。

②误汗伤阳的证治。

第20条："太阳病，发汗，遂漏不止，其人恶风，小便难，四肢微急，难以屈伸者，桂枝加附子汤主之。"

第82条："太阳病发汗，汗出不解，其人仍发热，心下悸，头眩,身瞤动,振振欲擗地者,真武汤主之。"

解析:

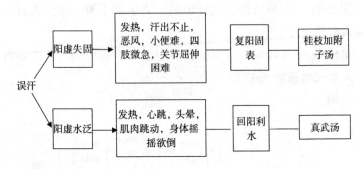

桂枝加附子汤:桂枝(去皮)_{三两} 芍药_{三两} 炙甘草_{三两} 生姜(切)_{三两} 大枣(擘)_{十二枚} 附子(炮,去皮,破八片)_{一枚}

上六味,先煮透附子,再纳诸药,去滓,日温三服。

方解:方中桂枝汤调和营卫、滋阴和阳,加附子以复阳固表。

真武汤:茯苓_{三两} 芍药_{三两} 生姜_{三两} 白术_{二两} 附子(炮,去皮,破八片)_{一枚}

上五味,煮服法同上方。

方解:附子回阳散寒,苓、术培土利水,芍药敛阴和阳,生姜宣通阳气,故回阳利水。

(3)误汗而致心气虚的证治。

第64条:"发汗过多,其人叉手自冒心,心下悸,欲得按者,桂枝甘草汤主之。"

第65条:"发汗后,其人脐下悸者,欲作奔豚,茯苓桂枝甘草大枣汤主之。"

解析：

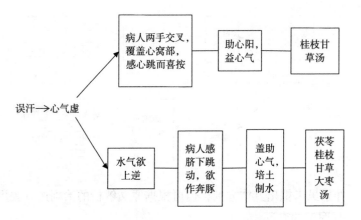

桂枝甘草汤：桂枝（去皮）四两　炙甘草二两

上二味，以水煮，去滓，顿服。

方解：桂枝助心阳，炙甘草益心气，合为助心阳益心气之方。

茯苓桂枝甘草大枣汤：茯苓半斤　桂枝（去皮）四两　炙甘草二两　大枣（擘）十五枚

上四味，以甘澜水先煮茯苓，纳诸药再煮，去滓，日三服。

方解：桂枝、甘草温益心气，桂枝又通阳行气降逆，茯苓渗泄水气，甘草、大枣培土制水，共同消除欲发的奔豚。

2. 误吐的变证

第120条："太阳病，当恶寒发热，今自汗出，反不恶寒发热，关上脉细数者，以医吐之过也。一二日吐之者，腹中饥，口不能食；三四日吐之者，不喜糜粥，欲食冷食，朝食暮吐，以医吐之所致也，此为小逆。"

第121条："太阳病吐之，但太阳病当恶寒，今反不恶寒，不欲近衣，此为吐之内烦也。"

解析：

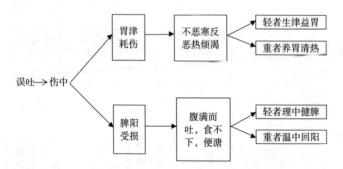

仲景虽未拟出具体方剂，但可根据原文解析的治则选方去用。

3. 误下的变证

（1）误下而致协热下利的证治。

第34条："太阳病，桂枝证，医反下之，利遂不止，脉促者，表未解也，喘而汗出者，葛根黄芩黄连汤主之。"

第163条："太阳病，外证未除，而数下之，遂协热而利，利下不止，心下痞硬，表里不解者，桂枝人参汤主之。"

解析：

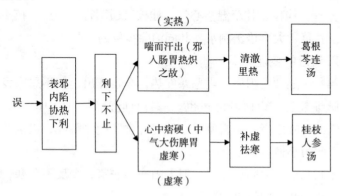

葛根芩连汤：葛根半斤 炙甘草二两 黄芩三两 黄连三两

上四味，以水煎葛根，后纳诸药，煮后去滓，日三服。

方解：葛根轻清外发，有清热止利作用，芩、连清里热，甘草调药和中，是清澈里热之方。

桂枝人参汤：桂枝（另加）_{四两}　炙甘草_{四两}　白术_{三两}　人参_{三两}　干姜_{三两}

上五味，以水煮，去滓，日三服。

方解：桂枝解表，干姜温中散寒，白术健脾渗湿，人参解心下痞硬，甘草缓急，表里兼顾，补虚祛寒之方。

（2）误下而致表未解里寒甚的证治。

第91条："伤寒，医下之，续得下利，清谷不止，身疼痛者，急当救里；后身疼痛，清便自调者，急当救表。救里宜四逆汤，救表宜桂枝汤。"

解析：

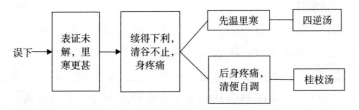

四逆汤：炙甘草_{二两}　干姜_{一两半}　附子（生用，去皮，破八片）_{一枚}

上三味，开水先煮透附子，再入诸药，去滓，日温三服。

方解：附子回阳救逆，干姜温里逐寒，但性辛热，走而不守，所以用甘草以缓其走散之性，是回阳救逆的急救方。

桂枝汤（详前）。

（3）误下而致阳虚胸满的证治。

第21条："太阳病，下之后，脉促胸满者，桂枝去芍药汤主之。"

第22条："若微寒者，桂枝去芍药加附子汤主之。"

解析：

病因——太阳病误下，损胸中之阳。

脉象——促（邪陷之脉）。

病机和症状——胸满，若微觉恶寒加附子。

治则——通阳解肌，去芍药以除酸、收阴性，加附子以增温胸护阳。

方剂——桂枝去芍药汤，桂枝去芍药加附子汤。

桂枝去芍药汤：桂枝（去皮）三两　炙甘草二两　生姜（切）三两　大枣（擘）十二枚

上四味，以水煮，去滓，日温三服。

方解：用桂枝汤去芍药阴柔之性，以通胸阳而散客邪。

桂枝去芍药加附子汤：上方加附子一枚，炮，去皮，破八片。

上五味，以开水先煮透附子，再纳诸药，去滓，日温三服。

方解：在上方基础上，再加附子，加强固护阳气之力。

①结胸证。

第131条："病发于阳，而反下之，热入因作结胸；病发于阴，而反下之，因作痞也。所以成结胸者，以下之太早故也。"

第137条："太阳病，重发汗而复下之，不大便五六日，舌上燥而渴，日晡所小有潮热，从心下至少腹硬满而痛，不可近者，大陷胸汤主之。"

第135条："伤寒六七日，结胸热实，脉沉而紧，心下痛，按之石硬者，大陷胸汤主之。"

第134条："太阳病，脉浮而动数，浮则为风，数则为热，动则为痛，数则为虚。头痛发热，微盗汗出，而反恶寒者，表未解也。医反下之，动数变迟，膈内拒痛，胃中空虚，客气动膈，短气躁烦，心中懊𢜺，阳气内陷，心下因硬，则为结胸，大陷胸汤主之。"

第131条："结胸者，项亦强，如柔痉状，下之则和，宜大陷胸丸。"

第138条："小结胸病，正在心下，按之则痛，脉浮滑者，小陷胸汤主之。"

第141条："病在阳……寒实结胸，无热证者，与三物小陷胸汤。白散亦可服。"

第132条："结胸证，其脉浮大者，不可下，下之则死。"
第133条："结胸证悉具，烦躁者亦死。"
解析以上原文，结胸证大体可分为：大结胸证、小结胸证、寒实结胸证。
兹将脉、因、证、治列如下表：

结胸证证治比较表

类别	症状	脉象	成因	治则	方剂	附注
大结胸	心下痛，按之石硬，甚则从心下至少腹皆硬满而痛，手不可近，或项强如柔痉	误下而成的寸浮，关沉动数变迟未经误下的沉紧	误下或传经，热与水结	逐水，泻热，通结，软坚	大陷胸汤：大黄六两、芒硝一升、甘遂一钱匕	服法：甘遂末一钱匕白蜜二合水二升温顿服
				开肺，逐水，通结，软坚	大陷胸丸：大黄半升、葶苈半升、芒硝半升、杏仁半升	
小结胸	正在心下，按之则痛	浮滑	误下热与痰结	清热，消痰，开结	小陷胸汤：黄连一两半夏半升瓜蒌实大者一枚	
寒实结胸	症状略同热实结胸，唯无热证		寒与痰水相结	化水寒破结实	白散：桔梗三分、巴豆一分、贝母三分、强人半钱匕、白水服	不利进热粥，利不止进冷粥

②痞证。
第154条："心下痞，按之濡，其脉关上浮者，大黄黄连泻心汤主之。"

注:"关上浮"没有表证而脉关上浮,是实热的表现。

第164条:"伤寒大下后,复发汗,心下痞,恶寒者,表未解也,不可攻痞,当先解表,表解乃可攻痞。解表宜桂枝汤,攻痞宜大黄黄连泻心汤。"

第155条:"心下痞,而复恶寒汗出者,附子泻心汤主之。"

第157条:"伤寒汗出,解之后,胃中不和,心下痞硬,干噫食臭,胁下有水气,腹中雷鸣下利者,生姜泻心汤主之。"

第149条:"伤寒五六日,呕而发热者,柴胡汤证具,而以他药下之,柴胡证仍在者,复与柴胡汤,此虽已下之,不为逆,必蒸蒸而振,却发热汗出而解。若心下满而硬痛者,此为结胸也,大陷胸汤主之;但满而不痛者,此为痞,柴胡不中与之,宜半夏泻心汤。"

第158条:"伤寒中风,医反下之,其人下利日数十行,谷不化,腹中雷鸣,心下痞硬而满,干呕心烦不得安。医见心下痞,谓病不尽,复下之,其痞益甚,此非结热,但以胃中虚,客气上逆,故使硬也,甘草泻心汤主之。"

综合以上原文,结合前面讲述的第131条的意思,痞证是因误下误吐,或胃气素虚,邪热内陷所致,但内无痰水有形之结,所以只觉气痞不舒,且按之自濡,与结胸证石硬疼痛显然不同。痞的自觉证就是患者感到心中(剑突下)痞塞不适,关于它的辨治,当推五泻心汤。现列表比较于下:

五泻心汤方药证治比较表

方名	药物用量									症状	病因	治则	备注
	黄连	黄芩	半夏	人参	干姜	大枣	生姜	大黄	附子	甘草				
大黄黄连泻心汤	一两							二两			心下痞，按之濡，关上脉浮	热邪壅聚	清热泄痞	此方当有黄芩
附子泻心汤	一两	一两						二两	一枚		心下痞，而复恶寒汗出	邪热有余，心阳不足	扶阳泄痞	
半夏泻心汤	一两	三两	半升	三两	三两	十二枚				三两	痞满呕逆	胃虚呕逆之痞由少阳误下而成	泄痞开结	以半夏为君，原在少阳篇
生姜泻心汤	一两	三两	半升	三两	一两	十二枚	四两			三两	心下痞硬，干噫食臭，胁下有水气，腹中雷鸣下利	胃虚伤食	和胃散痞	以生姜为君
甘草泻心汤	一两	三两	半升		三两	十二枚				四两	干呕心烦不得安，复下之，其痞益甚	再次误下，胃气重伤，客气上逆	补中除痞	此方当有人参，以甘草为君

另外，与痞有关的，还有一个旋覆代赭汤证，原文为：

第161条："伤寒发汗，若吐若下，解后心下痞硬，噫气不除者，旋覆代赭汤主之。"

诚然，成因是误汗、吐、下而致，虽病解，但仍心下痞硬，噫气不除，故以旋覆代赭汤治之。

旋覆代赭汤：旋覆花 三两　人参 二两　生姜 五两　代赭石 一两　炙甘草 三两　半夏（洗）半升　大枣（擘）十二枚

上七味，以开水煮，去滓，日温三服。

方解：旋覆花、代赭石降逆，生姜、半夏逐饮兼助降逆，人参、大枣益气补虚，甘草调药和中，故是降逆、逐饮、补虚、和胃的方剂。

4. 误汗、下而致阳虚的证治

第61条："下之后，复发汗，昼日烦躁不得眠，夜而安静，不呕，不渴，无表证，脉沉微，身无大热者，干姜附子汤主之。"

第69条："发汗，若下之，病仍不解，烦躁者，茯苓四逆汤主之。"

解析：

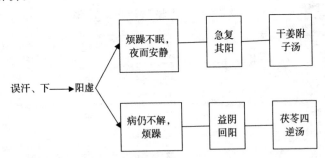

干姜附子汤：干姜 一两　附子（生用，去皮，破八片）一枚

上二味，以开水先煮透附子，再加姜煮，去滓，顿服。

方解：干姜、附子均属大辛大温之品，以急复其阳。

茯苓四逆汤：茯苓 四两　人参 一两　附子（生用，去皮，破八

片)一枚　炙甘草二两　干姜一两半

上五味，以开水煮透附子，再入诸药煮，去滓，日温三服。

方解：姜、附辛温回阳，人参益阴生津，茯苓宁神，甘草调药和中。

5. 误汗、吐、下而致水饮内停的证治

第28条："服桂枝汤，或下之，仍头项强痛，翕翕发热，无汗，心下满，微痛，小便不利者，桂枝去桂加茯苓白术汤主之。"

第67条："伤寒若吐，若下后，心下逆满，气上冲胸，起则头眩，脉沉紧，发汗则动经，身为振振摇者，茯苓桂枝白术甘草汤主之。"

解析：

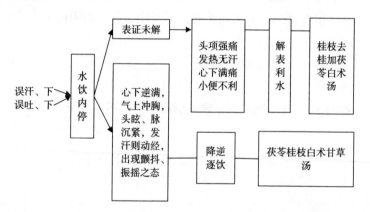

桂枝去桂加茯苓白术汤：芍药三两　炙甘草二两　生姜三两　白术三两　茯苓三两　大枣十二枚

上六味，以水煮，去滓，日温三服。

方解：很多医家认为本方有误，不能去桂枝，应去芍药。因表证未解去桂不当，去芍可减酸敛之性，对利水有利，加茯苓、白术健脾利水，既能轻解表邪，更能通利小便。

茯苓桂枝白术甘草汤：茯苓四两　桂枝三两　白术二两　炙甘草二两

上四味，以水煮，去滓，日温三服。

方解：桂枝行气降逆，甘草和胃，茯苓、白术运化水饮。

6. 汗、吐、下后余邪未清的证治

第76条："发汗后，水药不得入口，为逆，若更发汗，必吐不止。发汗吐下后，虚烦不得眠，若剧者，必反复颠倒，心中懊，栀子豉汤主之；若少气者，栀子甘草豉汤主之；若呕者，栀子生姜豉汤主之。"

第77条："发汗若下之而烦热，胸中窒者，栀子豉汤主之。"

第78条："伤寒五六日，大下之后，身热不去，心中结痛者，未欲解也，栀子豉汤主之。"（心中结痛，是因下之太过，邪热内陷，郁结所致，无硬满之症，别于结胸）

第79条："伤寒下后，心烦腹满，卧起不安者，栀子厚朴汤主之。"（虽有烦满，非实烦实满，不需硝、黄，而用栀子清热，厚朴、枳实宽中理气即可）

第80条："伤寒，医以丸药大下之，身热不去，微烦者，栀子干姜汤主之。"

第81条："凡用栀子汤，病人旧微溏者，不可与服之。"

解析以上原文：

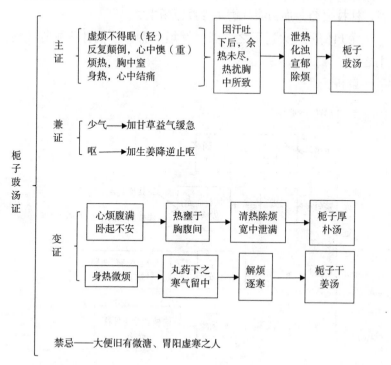

7. 火逆的变证

用火劫发汗而造成的变证叫作火逆证。火法（烧针、熏、熨、灸）除灸法外，近世已少用。

《伤寒论》专门讨论火逆证的条文约十条（第110~119条），为了解仲景立法思想，略举例述之。

第119条："太阳伤寒者，加温针必惊也。"

第114条："太阳病，以火熏之，不得汗，其人必躁，到经不解，必清血，名为火邪。"

第117条："烧针令其汗，针处被寒，核起而赤者，必发奔豚，气从少腹上冲心者，灸其核上各一壮，与桂枝加桂汤，更加桂二两也。"

第112条:"伤寒脉浮,医以火迫劫之,亡阳必惊狂,卧起不安者,桂枝去芍药加蜀漆牡蛎龙骨救逆汤主之。"

第118条:"火逆下之,因烧针烦躁者,桂枝甘草龙骨牡蛎汤主之。"

解析:

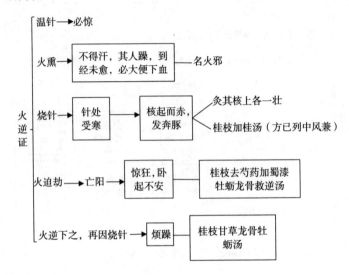

桂枝去芍药加蜀漆牡蛎龙骨救逆汤:桂枝(去皮)三两 炙甘草二两 生姜三两 大枣十二枚 牡蛎(熬)五两 蜀漆(洗,去腥)三两 龙骨四两

上七味,以开水先煮蜀漆,再纳诸药,去滓,温服。

方解:汤名"救逆",是急救之意,桂枝、甘草以复心阳,姜、枣温调中焦,龙骨、牡蛎安惊狂,蜀漆有人认为是常山,在此何用,不可解。

桂枝甘草龙骨牡蛎汤:桂枝(去皮)二两 炙甘草二两 牡蛎(熬)二两 龙骨二两

上四味,以水煮,去滓,日温三服。

方解:桂枝、甘草复心阳,龙骨、牡蛎安神治烦躁。

8. 误冷水潠、灌后的证治

第141条:"病在阳,应以汗解之,反以冷水潠之,若灌之,其热被劫不得去,弥更益烦,肉上粟起,意欲饮水,反不渴者,服文蛤散;若不差者,与五苓散。"

解析:

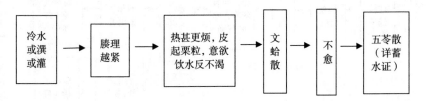

文蛤散:文蛤_{五两}

上一味为散,以沸汤和一方寸匕服。

方解:文蛤只能止渴清热利尿,似乎与本条文意不符。

9. 误汗、下后,一误再误,方随证变,不效再变

第29条:"伤寒脉浮,自汗出,小便数,心烦,微恶寒,脚挛急,反与桂枝汤,欲攻其表,此误也;得之便厥,咽中干,烦躁,吐逆者,作甘草干姜汤与之,以复其阳。若厥愈足温者,更作芍药甘草汤与之,其脚即伸。若胃气不和,谵语者,少与调胃承气汤。若重发汗,复加烧针者,四逆汤主之。"

解析：

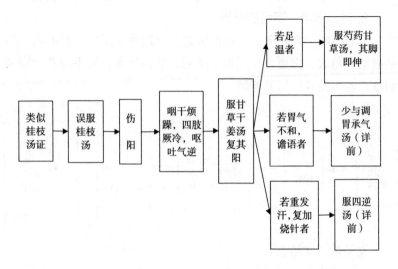

甘草干姜汤：炙甘草四两　干姜二两

上二味，以水煮，去滓，日温三服。

方解：甘草和中，干姜助阳，辛甘化阳。

芍药甘草汤：白芍药四两　炙甘草四两

上二味，以水煮，去滓，日温三服。

方解：芍药味酸，甘草味甘，取其酸甘化阴以益阴血，使下肢能伸展自如。

第159条："伤寒服汤药，下利不止，心下痞硬，服泻心汤已，复以他药下之，利不止，医以理中与之，利益甚。理中者，理中焦，此利在下焦，赤石脂禹余粮汤主之。复不止者，当利其小便。"

解析：本条以四个步骤进行治疗，只因认证失误，所以一误再误。

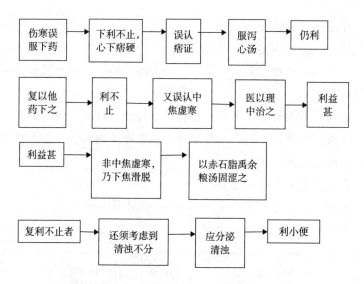

赤石脂禹余粮汤：赤石脂（碎）一斤　禹余粮（碎）一斤

上二味，以水煮，去滓，日温三服。

方解：赤石脂有收敛功能，禹余粮有固涩作用，并走下焦，故是涩滑固脱的方剂。

从以上两条的一系列救治方法来看，主要精神不外是"知犯何逆，随证治之"，这也是具体情况具体分析的体现。

（五）太阳病类似证的辨治

1. 里虚寒的证治

第102条："伤寒二三日，心中悸而烦者，小建中汤主之。"

第100条："伤寒，阳脉涩，阴脉弦，法当腹中急痛，先与小建中汤……"

解析：

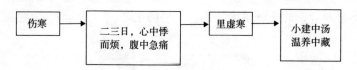

小建中汤：桂枝（去皮）三两　炙甘草二两　大枣十二枚　芍药六两　生姜三两　胶饴一升

上六味，以水七升，煮取三升，去滓，纳饴，更上微火消解，日温三服。

方解：胶饴甘温，甘草甘平，甘以缓急，再配桂枝的辛温、芍药的酸收、大枣的甘温，辛甘结合，健脾胃而通营卫，以上腹中急痛，是温建中脏之方。

2. 心血虚心阳衰的证治

第177条："伤寒脉结代，心动悸，炙甘草汤主之。"

解析：

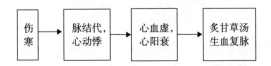

炙甘草汤：炙甘草四两　生姜三两　人参二两　生地黄一斤　桂枝（去皮）三两　阿胶二两　麦冬半升　麻仁半升　大枣三十枚

上九味，以清酒七升，水八升，先煮八味，去滓，纳胶烊消尽，日温三服。

方解：炙甘草为主，主持胃气资助脉之本源，人参补气，桂枝通阳；生地、麦冬、麻仁、阿胶养阴；生姜、大枣调和营卫；又加清酒促其血行，于是悸可宁而脉可复，也称"复脉汤"。

3. 水饮停结胸胁的证治

第152条："太阳中风，下利呕逆，表解者，乃可攻之。其人漐漐汗出，发作有时，头痛，心下痞硬满，引胁下痛，干呕短气，汗出不恶寒者，此表解里未和也，十枣汤主之。"

解析：

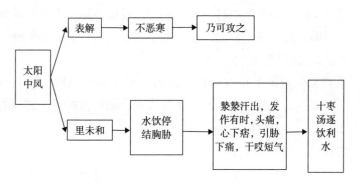

十枣汤：芫花（熬） 甘遂 大戟 大枣（擘）十枚

上（除大枣）等分，各别捣为散，以水一升半，先煮大枣十枚，温服。

方解：大戟、芫花、甘遂都是逐水的猛将，甘遂尤其剧烈。三药都有毒，且为峻泻药，易伤脾胃，故须大枣培补中宫，解毒制水。

4.痰邪阻胸的证治

第166条："病如桂枝症，头不痛，项不强，寸脉微浮，胸中痞硬，气上冲咽喉，不得息者，此为胸有寒也，当吐之，宜瓜蒂散。"

解析：

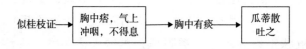

瓜蒂散：瓜蒂（熬黄）一分 赤小豆一分

上二味，分别捣筛，为散已，以香豉煮稀糜，温顿服之，不吐再进。

方解：瓜蒂苦寒涌痰，香豉宣泄助吐，赤小豆泄湿，吐后冲逆可止。

5. 风湿相搏的证治

第174条:"伤寒八九日,风湿相搏,身体疼烦,不能自转侧,不呕,不渴,脉浮虚而涩者,桂枝附子汤主之。若其人大便硬,小便自利者,去桂枝加白术汤主之。"

第175条:"风湿相搏,骨节疼烦,掣痛不得屈伸,近之则痛剧,汗出短气,小便不利,恶风不欲去衣,或身微肿者,甘草附子汤主之。"

解析:

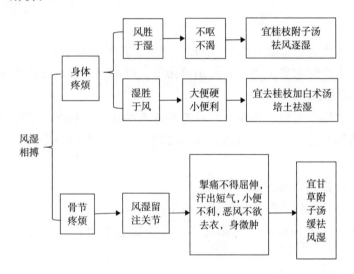

桂枝附子汤:桂枝(去皮)_{四两} 附子(炮,去皮,破)_{三枚} 生姜(切)_{二两} 炙甘草_{二两} 大枣(擘)_{十二枚}

上五味,以开水先煮透附子,再纳入诸药煮,去滓,日温三服。

方解:桂枝、甘草辛甘,驱在表之风;附子辛热,逐在经之湿而止痛;姜、枣辛甘配合以和营卫。

去桂枝加白术汤:上方去桂枝,生姜加至三两,加白术四两煮法、服法相同。

方解：去桂枝加白术，目的在培土祛湿，以熟附辛热温经，白术甘温健脾，术附同用，治风湿痹，疗效很高。

甘草附子汤：甘草_二两_　附子（炮，去皮，破）_二枚_　白术_二两_
　　　　　　桂枝（去皮）_四两_

煮服法同上。

方解：术、附温经胜湿，桂枝辛温，和附子、白术同用，能温表阳而固卫气，散邪胜风；由于病邪深入关节，不能驱之太急，否则风去而湿独留，反贻后患，所以用甘草取其缓行。

小　结

太阳病

性质——表证，太阳为三阳之表，广义说三阳皆属热证。

主要脉证——脉浮，头项强痛，恶寒发热。

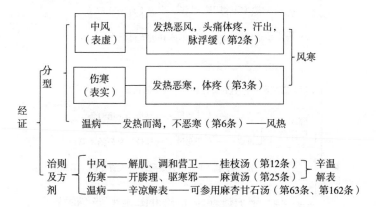

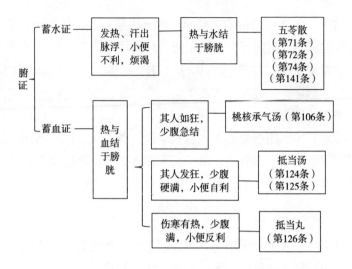

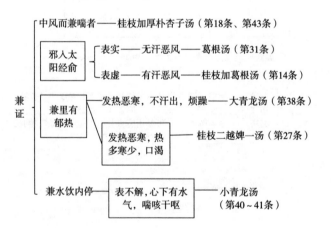

第三章 《伤寒论》六经辨证的内容

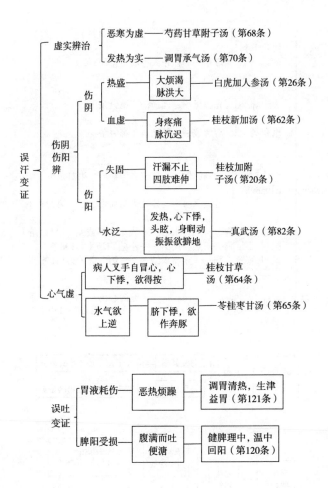

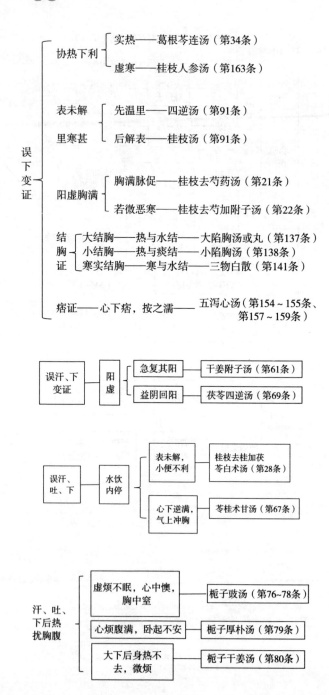

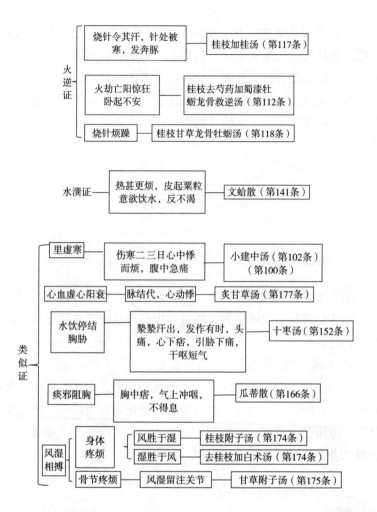

昆明医家吴佩衡提出在临床上要"把好太阳关，重视少阴病"。他说："太阳为六经之藩篱，病邪侵入人体，首伤太阳。"要求学生严格掌握太阳病风、寒、温三纲的立法及三者的辨证要点，让学生熟记第2条"中风"、第3条"伤寒"、第6条"温病"的原文。他指出有汗、无汗、口渴引饮是三者的辨证要点，分别用桂枝汤、麻黄汤、麻杏甘石汤治之；只要把太阳经证治愈，就能使疾病控制于萌芽初期。

其后本书著者之一的张希禹医师对麻黄根的药性进行了深入研究，据其既能祛寒又能止汗的性能，创造了麻根细辛二陈汤，可治一切"风寒袭表"，突破了太阳病"表虚"和"表实"之间"有汗"和"无汗"的辨证，熔"桂枝汤证"和"麻黄汤证"为一炉，简化了太阳病风、寒两纲的立法辨证，使太阳病的诊治迈上一个新的水平。

第二节　阳明病

一、阳明病的性质

阳明本燥，与太阳互表里。邪入燥地，此时阳气最亢，阳胜则热，故热势最甚。阳明病是发热过程中最严重而又是高峰的阶段，因此它的热型为但热不寒。

第180条："阳明之为病，胃家实是也。"

胃属足阳明，是水谷之海，大肠属于阳明，为传导之官，常有糟粕存留，所以邪热内传，每与糟粕相结化燥而为燥屎，故成实热之证，即所谓"胃家实是也"（这里的"胃"应作广义理解，包括肠胃二者）。故有阳明主里之说。

二、阳明病的主脉主证

第182条："问曰：阳明病外证云何？答曰：身热，汗自出，不恶寒，反恶热也。"

第186条："伤寒三日，阳明脉大。"

第188条："伤寒转系阳明者，其人濈然微汗出也。"

解析：

主脉——大（热盛阳亢之象）。

主证——身热，汗出，渴欲饮水（里热已盛，引饮自救）。

热型——不恶寒，反恶热（表邪已罢，里热极盛）。

三、阳明病的来路

第181条："问曰：何缘得阳明病？答曰：太阳病，若发汗、若下、若利小便，此亡津液，胃中干燥，因转属阳明……"

第185条："本太阳初得病时，发其汗，汗先出不彻，因转属阳明也。伤寒发热，无汗，呕不能食，而反汗出濈濈然者，是转属阳明也。"

第97条："血弱气尽，腠理开，邪气因入，与正气相搏，结于胁下，正邪分争，往来寒热，休作有时，嘿嘿不欲饮食，脏腑相连，其痛必下，邪高痛下，故使呕也，小柴胡汤主之。服柴胡汤已，渴者，属阳明，以法治之。"

第184条："问曰：恶寒何故自罢？答曰：阳明居中，主土也，万物所归，无所复传，始虽恶寒，二日自止，此为阳明病也。"

综合原文解析：

论中说："阳明居中主土，万物所归。"这说明了阳明病的来路是多方面的，不仅三阳经之病邪向里发展可以成为阳明病，就是三阴经病，当正气恢复、阳胜阴退，也有转为阳明病的可能。

示意如下：

阳明病的来路 ┌ 太阳 ┐
　　　　　　│ 少阳 ┘ 误治或失治，邪热传里
　　　　　　│ 本经——素有里热
　　　　　　└ 三阴——阴证转阳

四、阳明病的证候类型和治法

阳明病有经证、腑证和兼变证。

经证与腑证之分，在于经证指阳明邪热弥漫全身，尚未结成燥屎；腑证则指邪热内盛而肠间燥屎已成，大便秘结难下。一般来说，阳明腑证较经证为之严重，从病的发展来说，往往由经证邪热进一步亢盛，灼烁津液，导致肠中干燥而成。因此有些病变，很可能经证未罢，而腑证已成，当然也有始终是邪热散漫无形的经证而不转腑实的，也有病初入里即成腑证的。由此可知，经证和腑证乃是阳明病发展过程中的两种类型，其主要区别仅在燥屎的有无而已。

（一）阳明病经证

第221条："阳明病，脉浮而紧，咽燥口苦，腹满而喘，发热汗出，不恶寒反恶热，身重。若发汗则躁，心愦愦反谵语；若加温针，必怵惕烦躁不得眠；若下之，则胃中空虚，客气动膈，心中懊，舌上胎者，栀子豉汤主之。"

第222条："若渴欲饮水，口干舌燥者，白虎加人参汤主之。"

第223条："若脉浮发热，渴欲饮水，小便不利者，猪苓汤主之。"

解析：

柯韵伯曾在第221条注道："阳明主肌肉，热甚无津液以和之，则肉不和，故身重，此阳明半表里证也。"接着他又在第222条后注说："上文是阳邪自表入里，此条则自浅入深之证也。"最后他在第223条后注称："上条根首条诸证，此条又根上文饮水来。连用五'若'字，见仲景说法御病之详。栀子豉汤所不及者，白虎汤继之。白虎汤不及者，猪苓汤继之。此阳明起手之三法，所以然者，总为胃家惜津液，既不肯令胃燥，亦不肯令水渍入胃耳。"柯氏指出文中连用五"若"字，见仲景说法御病之详，这一说法，非常恰当。然而又说栀子豉汤、白虎汤、猪苓汤为阳明起手三法，以栀子豉汤、猪苓汤均属于阳明正治之法，并非无所根据，而是揭示了此三条连贯运用清法治疗阳明经证的真谛。

所以其示意应如下：

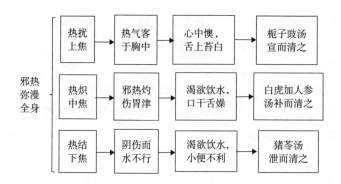

栀子豉汤、白虎加人参汤（详见太阳病）。

猪苓汤：猪苓（去皮）一两　茯苓一两　泽泻一两　阿胶一两　滑石（碎）一两

上五味，以水先煮四味，去滓，纳阿胶烊消，日温三服。

方解：猪苓甘淡，泽泻咸寒，能泻肾与膀胱之湿；茯苓甘淡，以渗脾肺之湿；滑石甘淡而寒，能使上下表里的热从小便排出；阿胶甘平，育阴润燥，共成滋燥利水的方剂。

猪苓汤的禁忌，第224条指明为："阳明病，汗出多而渴者，不可与猪苓汤，以汗多胃中燥，猪苓汤复利其小便故也。"明确指出：里热伤津禁忌利小便。

以上三证为阳明邪热弥漫全身的证候，但它们有热布上、中、下的不同，栀豉汤证是热留上焦，白虎加人参汤证是热灼中焦，猪苓汤证是热结下焦。这三证的治法，都同属清法，清法即是清肃里热之法也。经证以清为主，腑证下之。

昆明医家朱尊程医案选录：

邢××　男　31岁　驾驶员

一九五六年六月中旬行车途中突感头痛、恶寒、发热、微呕、曾服复方阿司匹林两次，之后全身汗出，感觉头痛减轻，恶寒已罢，但热势未衰，蒸蒸汗出，口渴思饮，心烦不安。约余诊视，当即脉洪数，舌质红，苔黄燥，神识尚清，声宏气粗，面色潮红，目光有神，大便一日未解，一派热盛之象。此系阳明无形之热弥漫，热炽中焦，灼伤胃津，急拟清热透邪生津存阴为治，方用白虎人参汤：

石膏一两　知母三钱　粳米一两　甘草三钱　沙参五钱

连进两剂后，大便已解，脉转浮数，舌质尚红，苔黄已退，汗出减少，惟口干思饮，微热少气，乃余热未净，气液两伤，拟竹叶石膏汤加减，益气生津兼清余热：

竹叶三十片　石膏八钱　麦冬三钱　沙参五钱　粳米一两
甘草一钱　石斛三钱

两剂后，脉息转平，舌质转淡，热退气平，再拟养胃汤以善其后：

沙参五钱　玉竹三钱　麦冬三钱　生地三钱　石斛三钱　小枣五枚

（二）阳明病腑证

1. 承气汤证（包括大承气汤证、小承气汤证和调胃承气汤证）

大承气汤证的原文有第212条、第215条、第217条、第238～239条、第241～242条、第251～255条等，小承气汤证的原文有第208条、第213～214条、第250条等，调胃承气汤证的原文有第207条、第248条、第249条。

现举部分为例：

第239条："病人不大便五六日，绕脐痛，烦躁，发作有时者，此有燥屎，故使不大便也。"

第218条："伤寒四五日，脉沉而喘满，沉为在里，而反发其汗，津液越出，大便为难，表虚里实，久则谵语。"

第207条："阳明病，不吐不下，心烦者，可与调胃承气汤。"

第214条："阳明病，谵语发潮热，脉滑而疾者，小承气汤主之。因与承气汤一升，腹中转气者，更服一升；若不转气者，勿更与之。"

第215条："阳明病，谵语有潮热，反不能食者，胃中必有燥屎五六枚也。若能食者，但硬耳，宜大承气汤下之。"

注：若能食，大便虽硬，燥屎未成。

以上举了部分条文，目的是使大家对仲景的原意有所了解，因不全，现根据《伤寒论》有关三承气汤的资料，列表鉴别如下：

三承气汤汤药证鉴别表

方名	药物用量					全身症状	神志方面症状	腹部症状	二便	脉象	备注
	大黄	枳实	厚朴	芒硝	甘草						
大承气汤	四两	五枚	半斤	三合		日晡潮热；汗出多；喘冒不得卧；手足濈然汗出	谵语；懊憹烦不解；目中不了了、睛不和；循衣摸床	腹满痛；绕脐痛	燥屎已成；小便数；自利清水色纯青	沉迟实大（或迟而滑）	痞满燥实俱全，燥屎内结，故急下
小承气汤	四两	三枚	二两			微有潮热；汗多	谵语；微烦（烦躁）	腹胀满	大便已硬；小便数	滑疾	痞满实而不燥，燥结而未甚，故和下
调胃承气汤	四两			半升	二两	蒸蒸发热；自汗	谵语；郁郁微烦（心烦）	腹微满	便秘或时溏		燥实而不痞满，燥屎将结，故缓下

鉴别	大承气汤证	日晡潮热，懊烦不解，汗出多，大便燥结	①谵语 ②腹痛是绕脐痛	燥屎内结
	大陷胸汤证	日晡潮热，心中懊有汗（柔痉）大便五六日未解	心中痛，按之石硬，从心下至少腹，手不可近	水热互结

昆明医家朱尊程医案选录：

邓×× 男 40多岁 住东寺街

病已一周，大便六日未解，曾经昆华医院诊断为麻痹性肠梗阻，动员手术治疗，家属不愿，将病人抬回家中，请朱老诊视。

症见：脉沉实（有力即脉鼓指），舌起芒刺，老黄干燥，口臭，气粗，汗出，发热（下午尤甚），眼睛直视，谵语，腹胀且痛，拒绝手按。此为热结胃腑，燥屎已成，速拟大承气汤急下存阴。

枳实三钱　厚朴三钱　芒硝三钱（后纳）　大黄五钱（泡水兑付）

一剂后，腹中鸣动，屎气已转，嘱其再服。拟二剂服，病人烦躁加剧，随即出恭，已下燥屎二枚，嘱其再服。二剂尽，已下燥屎七枚，病人神识转清，腹痛已减，脉转滑数，舌苔转润仍黄，惟身热，汗出，口渴思饮仍存，拟益胃泄热为治，调胃承气加味。

芒硝三钱　大黄三钱　玉竹五钱　麦冬三钱　石斛三钱　枳壳三钱　甘草三钱

二剂后，大便已畅，热势已平，脉微数，舌质尚红，苔腻已退，口仍感干。此为胃津未复，拟益胃汤善其后。

玉竹三钱　麦冬三钱　沙参三钱　生地五钱　冰糖五钱

2. 脾约证

第247条："趺阳（亦名冲阳）脉浮而涩，浮则胃气强，涩则小便数，浮涩相搏，大便则硬，其脾为约，麻子仁丸主之。"

第233条："阳明病，自汗出，若发汗，小便自利者，此为津液内竭，虽硬不可攻之。当须自欲大便，宜蜜煎导而通之。若土瓜根，及大猪胆汁，皆可为导。"

从上述原文解析，其病理机制为：

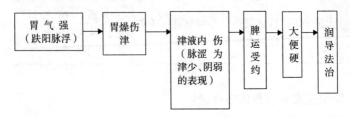

润下法：

麻子仁丸：麻仁二升　芍药半斤　枳实半斤　大黄一斤　厚朴一尺　杏仁一斤

蜜和为丸，如梧桐子大，饮服十丸，日三服，以知为度。

方解：麻仁润燥滑肠，芍药益阴，厚朴降肺消满，杏仁润肠清肺（大肠与肺相表里，清降肺气大便易出），枳实、大黄消滞荡热，合成润下之剂。

导法：

蜜煎导及猪胆汁导：蜂蜜七合于铜器内微火煎，凝如饴状，手捻作锭，长二寸，冷则硬，纳入谷道中。又大猪胆一枚，泻汁，和醋少许以灌肛门内，如一食顷，当大便出宿食恶物，甚效。二者为导，其理虽是外润魄门，实导引大肠之气下行也。故说土瓜根也可为导。

承气证用三承气汤攻下，称之为"下法"；脾约证的麻子仁丸是润下法，所以治阳明腑证主要是下法。

3. 不可下脉证

《伤寒论》关于禁下的脉证有十条之多，如第204条："伤寒呕多，虽有阳明症，不可攻之。"现不一一列举原文，根据原文精神，将主要脉证和病机列表于下，以供参考。

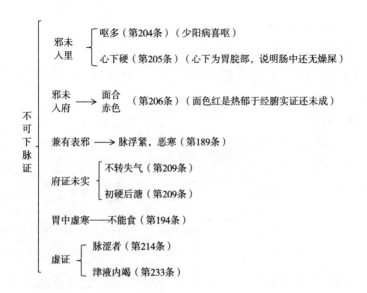

（三）阳明病兼变证

1. 里热未盛，兼有表邪的证治

第234条："阳明病，脉迟，汗出多，微恶寒者，表未解也，可发汗，宜桂枝汤。"

第235条："阳明病，脉浮，无汗而喘者，发汗则愈，宜麻黄汤。"

解析：

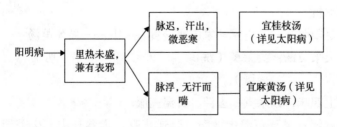

2. 里实未甚兼半表证的证治

第229条："阳明病，发潮热，大便溏，小便自可，胸胁满不去者,与小柴胡汤。"

第230条:"阳明病,胁下硬满,不大便而呕,舌上白苔者,可与小柴胡汤。上焦得通,津液得下,胃气因和,身濈然汗出而解。"

解析:

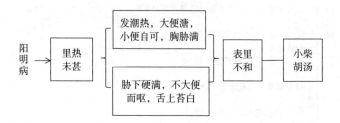

小柴胡汤:柴胡半斤　黄芩三两　人参三两　炙甘草三两　生姜(切)三两　大枣(擘)十二枚　半夏(洗)半斤

上七味,以水煮,去滓,日温三服。

方解:柴胡疏利肝胆,使半表的邪得从外透;黄芩清火,使半里的邪能从内清;半夏止呕降逆;人参补虚;甘草和中;姜、枣佐参、夏,通达营卫。是和解表里的方剂。

3. 胃家虚寒的证治

第243条:"食谷欲呕,属阳明也,吴茱萸汤主之。得汤反剧者,属上焦也。"

解析:

足阳明——即胃家→家虚寒→食谷欲呕——吴茱萸汤

吴茱萸汤:吴茱萸(洗)一升　人参三两　生姜(切)六两　大枣(擘)十二枚

上四味,以水煮,去滓,日温三服。

方解:吴茱萸温中散寒,降逆止呕,人参补中,生姜温胃止呕,大枣益气和中。为温暖中焦、降逆止呕的方剂。

4. 表热里寒的证治

第225条:"脉浮而迟,表热里寒,下利清谷者,四逆汤主之。"

解析:注解本条的历代注家很多,有认为是错简的,有认为不错,应在阳明。因它外有汗出恶热的阳明证象,而内有阳虚里寒、下利完谷不化的本象,故里急当救里,是符合治疗原则的。

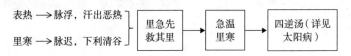

5. 阳明发黄的证治

第199条:"阳明病无汗,小便不利,心中懊憹者,身必发黄。"

第236条:"阳明病,发热汗出者,此为热越,不能发黄也。但头汗出,身无汗,剂颈而还,小便不利,渴引水浆者,此为瘀热在里,身必发黄,茵陈蒿汤主之。"

第260条:"伤寒七八日,身黄如橘子色,小便不利,腹微满者,茵陈蒿汤主之。"

第261条:"伤寒身黄发热,栀子柏皮汤主之。"

第262条:"伤寒瘀热在里,身必黄,麻黄连轺赤小豆汤主之。"

综合以上原文:阳黄的形成,不外乎湿热瘀郁,不能外达所致。它的症状,条文中仅提出发热,身黄,小便不利,头部汗出和心中懊憹,如何以这些症状来运用茵陈蒿汤、栀子柏皮汤、麻黄连轺赤小豆汤是比较难以分析的。现综合历代《伤寒论》注家不断提供的资料,列表解析如下:

方名	症状	脉象	病机
茵陈蒿汤	发热身黄，小便不利，腹满，大便不畅或秘结，口渴，呕吐，心中懊憹，烦闷，头汗出，舌苔黄燥	滑数	里热已实
栀子柏皮汤	发热身黄，小便不利，胸中烦闷，呕吐，口苦，舌苔黄腻，渴不多饮	濡数	里无实邪外无表邪的湿热证
麻黄连轺赤小豆汤	身黄发热，无汗，恶寒，身疼，肤痒，小便不利	浮	表邪未净

茵陈蒿汤：茵陈 六两　栀子（擘）十四枚　大黄（去皮）二两

上三味，以水先煮茵陈，再入他药，去滓，日温三服。

方解：茵陈为治黄疸主药；茵陈、栀子都能泄热渗湿，大黄清热通降，是清热利湿、治阳黄的方剂。

栀子柏皮汤：栀子（擘）十五个　炙甘草一两　黄柏二两

上三味，以水煮，去滓，分温再服。

方解：栀子苦寒，可清热去湿；黄柏苦寒，泻热去黄疸；甘草和中。

麻黄连轺赤小豆汤：麻黄（去节）二两　连轺（连翘）二两　杏仁（去皮尖）四十个　赤小豆一升　大枣（擘）十二枚　生梓白皮（切）一升　生姜（切）二两　炙甘草二两

上八味，以潦水（暴雨积水）先煮麻黄，去沫再入诸药，去滓，半日温三服。

方解：本方是治疗阳黄而尚有表邪的方剂，发汗不彻而致黄者，麻黄开腠发汗，使黄从外散；因本系热证，故用连轺；梓白皮清热，赤小豆利湿，杏仁助麻黄宣散，甘草和药解毒，姜、枣调和营卫，使湿热从表而散。

6. 阳明蓄血的证治

第237条:"阳明证,其人喜忘者,必有蓄血。所以然者,本有久瘀血,故令喜忘。屎虽硬,大便反易,其色必黑者,宜抵当汤下之。"

喜忘——热入血分,瘀血时久,扰乱神明(心主血),故健忘。

如果拿本条与太阳蓄血证作比较,其情况如下:

病名	病位	局部症状	精神症状	治疗
阳明蓄血	蓄在肠胃	屎虽硬,大便反易,其色黑	喜忘	抵当汤
太阳蓄血	蓄在膀胱	小便自利	如狂或发狂	抵当汤

尽管蓄血部位不同,症状不同,但内有瘀血的病机相同,故治法相同,抵当汤下之(详见太阳病)。

五、阳明病预后

第210条:"夫实则谵语,虚则郑声。郑声者,重语也。直视谵语,喘满者死。下利者亦死。"

第211条:"发汗多,若重发汗者,亡其阳,谵语脉短者死,脉自和者不死。"

第212条:"伤寒若吐若下后不解,不大便五六日,上至十余日,日晡所发潮热,不恶寒,独语如见鬼状。若剧者,发则不识人,循衣摸床,惕而不安,微喘直视。脉弦者生,涩者死……"

解析：

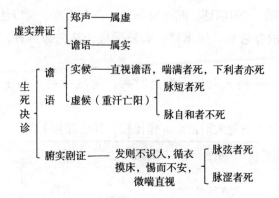

小　结
阳明病

性质——里热实证。
主脉 ｛主脉——大、洪（第186条）
主证 ｛主证——身热，濈濈然汗出，渴欲饮水（第188条）
热型——不恶寒、反恶热（第182条）。

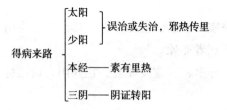

证候类型：

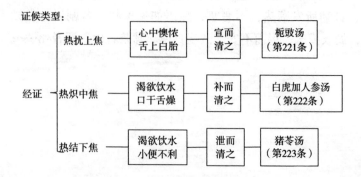

```
                ┌ 无汗表不解，里无热者禁用白虎汤
附白虎、猪 ┤
苓二方禁例   │
                └ 汗多胃燥而渴，禁用猪苓汤
```

```
        ┌          ┌ 大承气汤（峻下法）—— 适用于燥结已成之后（第215条）
        │          │
        │ 下法 ┤ 小承气汤（和下法）—— 适用于热邪虽结，尚未太甚之时（第214条）
        │          │
        │          └ 调胃承气汤（缓下法）—— 适用于热邪将结之时（第207条）
腑证 ┤
        │            ┌ 津液不足而成脾约—— 麻子仁丸（第247条）
        │ 润下法 ┤
        │            └ 欲大便而难出（屎在直肠）—— 蜜煎导法（第233条）
```

```
              ┌ 呕多（病势向上）（第204条）
              │ 心下硬满（胃实而肠未实）（第205条）
附下法禁例 ┤ 面合赤色（热郁于经）（第206条）
              │ 三阳合病（第219条）
              └ 不能食（胃中虚冷）（第194条）
```

兼变证：

里热未盛，兼有表证 ┬ 有汗——桂枝汤（第234条）
　　　　　　　　　　└ 无汗——麻黄汤（第235条）

里实未甚，兼半表证——小柴胡汤祛邪从外解（第229～230条）

胃家虚寒——食谷欲呕——吴茱萸汤温降之（第243条）

表热里寒——下利清谷——四逆汤急救其里（第225条）

```
        ┌ 偏里——茵陈蒿汤（第236条、第260条）
阳黄 ┤ 不表不里——栀子柏皮汤（第261条）
        └ 偏表——麻黄连轺赤小豆汤（第262条）
```

蓄血 —— 喜忘、大便黑而易 —— 抵当汤（第237条）

预后：

（1）直视谵语，喘满者死。下利者亦死。

（2）邪盛正虚者不良。

第三节　少阳病

一、少阳病的性质

少阳本火，与厥阴互表里，所主脏器为胆和三焦，一般认为少阳病是正邪交争，相持于表里之间的阶段，所以有"半表半里证"之称。

二、少阳病的主脉主证

第96条："伤寒五六日中风，往来寒热，胸胁苦满，嘿嘿不欲饮食，心烦喜呕……"
第263条："少阳之为病，口苦、咽干、目眩也。"
第265条："伤寒，脉弦细，头痛发热者，属少阳。"
归纳以上原文：
主脉——弦细（肝胆经所主的脉）。
主证——胸胁苦满，嘿嘿不欲食，心烦喜呕，口苦咽干，目眩（少阳经腑受病，枢机失灵）。
热型——寒热往来（邪居半表半里之间，出表则寒，入里则热，交替出入则往来寒热。还有一说是正胜于邪则热，正不胜邪则寒，正邪交争则往来寒热）。

三、少阳病的治法

上述主脉、主证、热型已经清晰，尚可结合原文。
第266条："本太阳病不解，转入少阳者，胁下硬满，干呕不能食，往来寒热，尚未吐下，脉沉紧者，与小柴胡汤。"
解析：
病因——少阳郁滞，枢机失灵。

脉象——弦细或沉紧。

病机和症状——少阳经腑受病，则胸胁苦满，口苦，咽干，目眩，枢机失灵，故往来寒热．干呕，不能食，心烦。

治则——和解少阳，运转枢机。

方剂——小柴胡汤：柴胡 $_{八两}$　黄芩 $_{三两}$　半夏（洗） $_{半升}$　人参 $_{三两}$　甘草 $_{三两}$　生姜（切） $_{三两}$　大枣（擘） $_{十二枚}$

上七味，以水煮，去滓，日温三服。

方解：

程郊倩曰："柴胡疏木，使半表之邪得从外宣；黄芩清火，使半里之邪得从内彻；半夏豁痰饮，降里气之逆；人参补久虚，助生发之气；甘草佐柴、芩，调和内外；姜、枣佐参、夏，通达荣卫，相须相济，使邪无内向而外解也。"

章虚谷："小柴胡汤升清降浊，通调经府，是和其表里以转枢机，故为少阳之主方。"

昆明医家朱尊程认为，小柴胡汤既是少阳病的主方，它的范围还可扩大，因为少阳不仅反映邪处半表半里的性质，还反映"出则阳，入则阴"的地处关键情况，更重要的是它主开阖之枢机。所以，小柴胡汤就不仅能和解在少阳之病邪，而且还能枢转在少阳之气机。故而有一些与病邪无关的疾病，如不寐、眩晕、盗汗等，只要口苦、咽干者，无用之不效。

四、少阳病的治禁与小柴胡汤的加减

（一）少阳病的治禁

第264条："少阳中风，两耳无所闻，目赤，胸中满而烦者，不可吐下，吐下则悸而惊。"

第265条："……少阳不可发汗，发汗则谵语……"

综合上文，少阳病忌汗，忌吐，忌下，只宜和解。

（二）小柴胡汤的加减运用

第96条："伤寒五六日中风，往来寒热，胸胁苦满，嘿嘿不欲饮食，心烦喜呕，或胸中烦而不呕，或渴，或腹中痛，或胁下痞硬，或心下悸，小便不利，或不渴，身有微热，或咳者，小柴胡汤主之。"

这条原文应分作两段，上段从"伤寒五六日……"到"……心烦喜呕……"是小柴胡汤证；下段从"或胸中烦……"到"……身有微热……"为小柴胡汤证的个别症状变化。由于这些个别症状的变化，小柴胡汤的个别药物也要相应变化。于是在原文中产生了小柴胡汤加减法，现整理如下：

（1）若胸中烦而不呕者，去半夏、人参，加栝蒌实一枚。

因邪聚于膈而不上逆也，热聚则不宜甘补，不逆则不必辛散，故去人参、半夏，而加栝蒌实之寒，以除热而荡实。

（2）若渴，去半夏加人参，合前成为四两半，加栝蒌根四两。

因胆火内炎，而津虚气躁，故去半夏之温燥，而加入人参之甘润、栝蒌根之凉苦，以彻热而生津。

（3）若腹中痛，去黄芩，加芍药三两。

因木邪伤土，黄芩苦寒，不利脾土，芍药味酸，能泻木去邪止腹痛。

（4）若胁下痞硬，去大枣，加牡蛎四两。

少阳之经，宜疏发条达，大枣甘能增满，牡蛎咸能软坚，王好古云："牡蛎以柴胡引之，能去胁下痞也。"

（5）若心下悸，小便不利，去黄芩，加茯苓四两。

因水饮蓄而不行，水得冷则停，得淡则利，故去黄芩加茯苓。

（6）若不渴外有微热，去人参，加桂枝三两，温覆，微汗愈。

里和而表未解，故不取人参之补里，而用桂枝之解外。

（7）若咳，去人参、大枣、生姜，加五味子半升、干姜二两。

此为肺寒气逆，经云："肺若气上逆，急食酸以收之。"又云：

"形寒饮冷则伤肺。"故加五味之酸以收逆气,干姜之温以祛肺寒,参、枣甘壅,不利于逆,生姜之辛,也恶其散。

第101条:"伤寒中风,有柴胡证,但见一证便是,不必悉具……"

说明柴胡汤的适应证不必完全具备,只要有一个主要的症状便可。进一步阐明了小柴胡汤运用的广度。

五、少阳病的兼变证治

(一)兼太阳表不解证治

第146条:"伤寒六七日,发热,微恶寒,支节烦疼,微呕,心下支结,外证未去者,柴胡桂枝汤主之。"

根据上文解析:

柴胡桂枝汤证 = 发热微恶寒、肢节疼痛（表未解属桂枝汤证） + 微呕、心下支结（少阳病变是柴胡汤证）

其治疗则为:

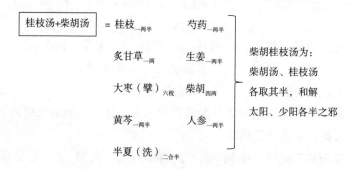

上九味,以水煮,去滓,日温三服。

（二）兼阳明里实证治

第103条："太阳病，过经十余日，反二三下之，后四五日，柴胡证仍在者，先与小柴胡。呕不止，心下急，郁郁微烦者，为未解也，与大柴胡汤，下之则愈。"

第165条："伤寒发热，汗出不解，心下痞硬，呕吐而下利者，大柴胡汤主之。"

第104条："伤寒十三日不解，胸胁满而呕，日晡所发潮热，已而微利。此本柴胡证，下之而不得利，今反利者，知医以丸药下之，此非其治也。潮热者，实也，先宜服小柴胡汤以解外，后以柴胡加芒硝汤主之。"

综合解析：

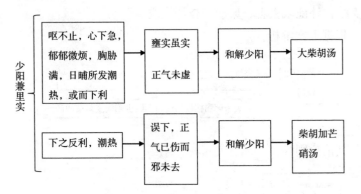

大柴胡汤：柴胡半斤　黄芩三两　芍药三两　半夏（洗）半升　生姜（切）五两　炙枳实四枚　大枣（擘）十二枚　大黄二两

上八味，以水煮，去滓，日温三服。

方解：小柴胡汤除去补助暖胃的人参、甘草，而加入芍药、枳实、大黄以涤除里实热滞。

柴胡加芒硝汤：柴胡二两十六铢　黄芩一两　人参一两　炙甘草一两　生姜（切）一两　半夏（洗）二十铢　大枣（擘）四枚　芒硝二两

上八味，先以水煮七味，去滓，内芒硝，更煎微沸，分温再服。

方解：小柴胡汤加芒硝能和解少阳而攻坚，其性润下，所以也不伤胃气，因曾误用丸药攻下，不宜再用大柴胡汤。

柴胡加芒硝汤证与大柴胡汤证相较，虽同是少阳、阳明同病，但亦有不同的地方。大柴胡汤证是正盛邪实，而腑气壅塞较甚，故任大黄、枳实以攻下；柴胡加芒硝汤证是少阳病兼燥热内结，而正气较虚，所以用小柴胡汤加芒硝，既能和解少阳之邪，复能软坚润燥，排除阳明燥结而不伤正气。

（三）兼水饮内停阳郁不宣证治

第147条："伤寒五六日，已发汗而复下之，胸胁满微结，小便不利，渴而不呕，但头汗出，往来寒热，心烦者，此为未解也，柴胡桂枝干姜汤主之。"

解析：

病因——汗、下之后，水饮内动，少阳热邪与水饮互结。

症状——胸胁满微结，小便不利，渴而不呕，往来寒热，心烦。

治则——调和少阳，宣化停饮，逐饮开结。

方剂——柴胡桂枝干姜汤：柴胡$_{半斤}$　黄芩$_{三两}$　干姜$_{三两}$　桂枝（去皮）$_{三两}$　栝蒌根$_{四两}$　牡蛎（熬）$_{二两}$　炙甘草$_{二两}$

上七味，以水煮，去滓，日温三服。

方解：柴胡、黄芩和解少阳，干姜、桂枝宣化停饮，栝蒌根、牡蛎逐饮开结，诸药寒温不一，需甘草以和之。

（四）兼里虚腹痛证治

第100条："伤寒，阳脉涩，阴脉弦，法当腹中急痛，先与小建中汤。不差者，小柴胡汤主之。"

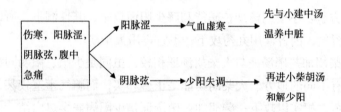

解析：

里虚先当救里，这是治疗原则，所以先用小建中汤温中补虚。服药后里虚得复，而少阳病不减，脉弦不除时，再用小柴胡汤和解少阳（两方详见太阳病）。

（五）邪气弥漫虚实互见证治

第107条："伤寒八九日，下之，胸满烦惊，小便不利，谵语，一身尽重，不可转侧者，柴胡加龙骨牡蛎汤主之。"

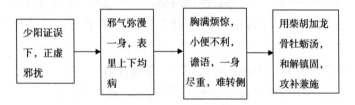

解析：
柴胡加龙骨牡蛎汤：柴胡 四两　龙骨 一两半　黄芩 一两半　生姜 一两半　铅丹 一两半　人参 一两半　桂枝（去皮）一两半　茯苓 一两半　半夏（洗）二合半　大黄 二两　牡蛎（熬）一两半　大枣（擘）六枚

上十二味，以水先煮十一味，再入大黄更煮一两沸，去滓，温服一升。

方解：以小柴胡汤和解少阳而去胸满。误下后气虚，心神不宁，加龙骨、牡蛎、铅丹可收敛神气而镇惊；加茯苓、桂枝以助气化而利小便。误下后，伤津化热，如大黄可以泄热止谵语。合而为和解镇固、攻补兼施之方。

六、热入血室

第143条:"妇人中风,发热恶寒,经水适来,得之七八日,热除而脉迟身凉,胸胁下满,如结胸状,谵语者,此为热入血室也,当刺期门,随其实而泻之。"

第144条:"妇人中风,七八日续得寒热.发作有时,经水适断者,此为热入血室,其血必结,故使如疟状,发作有时,小柴胡汤主之。"

第145条:"妇人伤寒,发热,经水适来,昼日明了,暮则谵语,如见鬼状者,此为热入血室,无犯胃气及上二焦,必自愈。"

解析:

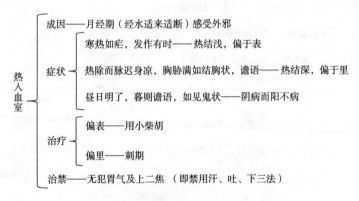

妇人行经期间,血室空虚,一旦外邪乘虚而入,与血相结为病,称为"热入血室"。究竟"血室"指何处?有谓其肝,或谓冲脉,或谓子宫,虽各说据理,但都嫌片面。其实三者之间有着不可分割的关系,它们在主血、司血、藏血的功能上是缺一不可的,不能单独强调,要全面联系理解。

小 结
少阳病

性质——半表半里。

主要脉证 ┤
- 主脉——弦细（第256条）
- 主证——口苦咽干目眩，胸胁苦满，不欲食，心烦，喜呕（第263条）

热型——寒热往来（第96条）。

治疗 ┤
- 法——和解
- 方——小柴胡

治禁——忌汗，吐、下。

兼变证治 ┤
- 兼太阳表不解证治（第146条）
- 兼阳明里实证治（第103～104条、第165条）
- 兼水饮内停阳郁不宣证治（第147条）
- 兼里虚腹痛证治（第100条）
- 邪气弥漫虚实互见证治（第107条）

热入血室 ┤
- 偏表——用小柴胡（第144条）
- 偏里——刺期门（第143条）
- 治禁——汗、吐，下（第145条）

第四节 合病与并病

《伤寒论》六经病证既可以单独出现，也可以两经或三经的病证合并出现。其中，两经或三经的病同时出现的叫"合病"；而一经之病未罢，另经的证候又现，两种交并为病，有先后次序之不同的叫"并病"。

一、合病

（一）太阳阳明合病

第32条："太阳与阳明合病者，必自下利，葛根汤主之。"

第33条："太阳与阳明合病，不下利但呕者，葛根汤加半夏汤主之"。

第36条："大阳与阳明合病，喘而胸满者，不可下，宜麻黄汤主之。"

解析：

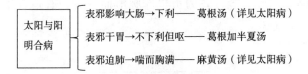

葛根加半夏汤：葛根 四两　麻黄（去节）三两　炙甘草 二两　芍药 二两　桂枝（去皮）二两　生姜（切）二两　半夏（洗）半升　大枣（擘）十二枚

上八味，以水先煮葛根、麻黄，去沫，再入诸药，去滓，日温三服。

方解：葛根汤解肌开腠，葛根有兼清阳明之功，半夏降胃气止呕。

（二）太阳少阳合病

第172条："太阳与少阳合病，自下利者，与黄芩汤；若呕者，黄芩加半夏生姜汤主之。"

解析：

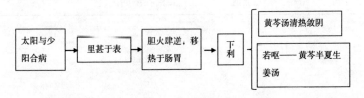

黄芩汤：黄芩 三两　炙甘草 二两　芍药 二两　大枣（擘）十二枚

上四味，以水煮，去滓，日温三服。

方解：黄芩撤少阳之热，芍药敛阴，甘草、大枣和中。

黄芩加半夏生姜汤：上方加半夏（洗）半升　生姜（切）一两半

上六味，煮服法同上方。

方解：上方加辛滑之半夏与辛散之生姜，为邪气上逆之呕证而设，故除有黄芩汤的作用外，还能降逆止呕。

（三）阳明少阳合病

第256条："阳明少阳合病，必下利，其脉不负者，为顺也，负者，失也。互相克贼，各为负也。脉滑而数者，有宿食也，当下之，宜大承气汤。"

解析：

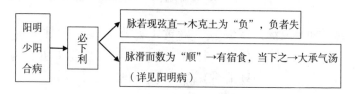

合病下利证治比较

名称	共症	病理机能	施治准则	治法	方剂
太阳、阳明合病	下利	表邪内迫大肠	表证为主，治在太阳	解肌发汗	葛根汤
太阳、少阳合病	下利	少阳邪热移行大肠	半里证为主，治在少阳	清和半里	黄芩汤
阳明、少阳合病	下利	内有宿食，热结旁流	腑实证为主，治在阳明	攻下实邪	大承气汤

（四）三阳合病

第268条："三阳合病，脉浮大，上关上，但欲眠睡，目合则汗。"

第219条："三阳合病，腹满身重，难以转侧，口不仁而面垢，谵语遗尿。发汗则谵语；下之则额上生汗，手足逆冷。若自汗出者，白虎汤主之。"

解析：

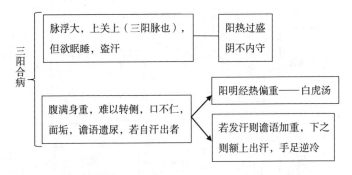

白虎汤：知母_{六两}　石膏（碎）_{一斤}　炙甘草_{二两}　粳米_{六合}

上四味，以水煮米熟，汤成去滓，日温三服。

方解：石膏辛凉，解肌热，清胃热；知母苦润，用以泻火润燥；甘草、粳米调和脾胃之气，使石膏、知母大凉药物不致伤及脾胃。

二、并病

（一）太阳阳明并病

第48条："二阳并病，太阳初得病时，发其汗，汗先出不彻，因转属阳明，续自微汗出，不恶寒。若太阳病证不罢者，不可下，下之为逆，如此可小发汗。设面色缘缘正赤者，阳气怫郁在表，当解之，熏之。若发汗不彻，不足言，阳气怫郁不得越，当汗不汗，其人躁烦，不知痛处，乍在腹中，乍在四肢，按之不可得，其人短气,但坐,以汗出不彻故也,更发汗则愈。何以知汗出不彻,以脉涩故知也。"

第220条:"二阳并病,太阳证罢,但发潮热,手足漐漐汗出,大便难而谵语者,下之则愈,宜大承气汤。"

解析:

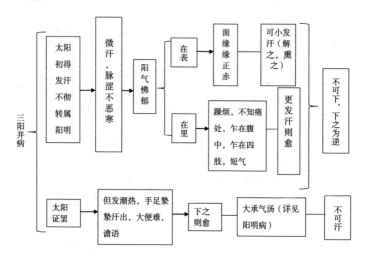

（二）太阳少阳并病

第142条:"太阳与少阳并病,头项强痛,或眩冒,时如结胸,心下痞硬者,当刺大椎第一间、肺俞、肝俞。慎不可发汗,发汗则谵语,脉弦。五日谵语不止,当刺期门。"

第171条:"太阳少阳并病,心下硬,颈项强而眩者,当刺大椎、肺俞、肝俞,慎勿下之。"

第150条:"太阳少阳并病,而反下之,成结胸,心下硬,下利不止,水浆不下,其人心烦。"

解析：

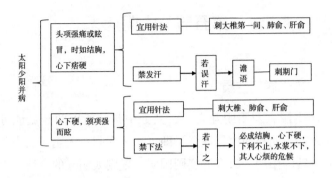

小　结

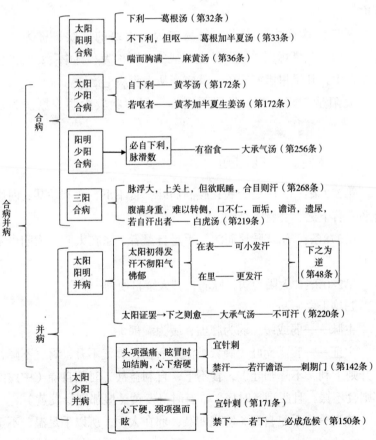

第五节 太阴病

一、太阴病的性质

太阴主湿，与阳明互表里，共处中州，所以两经见证可以相互转化，如阳明病而中气虚者，即可转为太阴；太阴病而中阳渐复者，亦可转为阳明。故有"实则阳明，虚则太阴"的说法。太阴主脾、肺两脏。由于太阴主湿主脾，所以太阴病的主要特点是湿郁脾虚。

凡三阳病而中气虚者，每易转为脾虚寒的证候，称为"传经"；如里阳素虚则始病即见虚寒征象，则称为"直中"；无论传经或直中，凡呈里虚寒现象的就应当从太阴病论治。

太阳是三阴之首，虽属阴属虚，但症状较少阴、厥阴为之单纯。

二、太阴病的主脉主证

第273条："太阴之为病，腹满而吐，食不下，自利益甚，时腹自痛，若下之，必胸下结硬。"

第278条："伤寒脉浮而缓，手足自温者，系在太阴。太阴当发身黄……"

第280条："太阴为病，脉弱，其人续自便利……"

归纳上文解析：

主脉——弱或缓（弱为脾虚，缓为湿郁）。

主证——腹满而吐（脾胃被湿寒所伤，脾气不升，胃气不降，不升则下利，不降则吐），食不下，自利益甚，时腹自痛（中虚湿郁则食不振，且腹满，时痛），有时身发黄（湿郁则身发黄）。

热型——手足自温（脾主四肢，邪在太阴，所以手足温，不至如少阴、厥阴之四肢冷逆。以手足而言自温,则知不发热)。

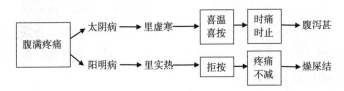

三、太阴病的证治

(一)温里法

第277条:"自利不渴者,属太阴,以其脏有寒故也。当温之,宜服四逆辈。"

解析:

病因——脏有寒。

病机和症状——自利不渴(脾脏有寒,故运化失司而下利,渴与不渴则是辨下利属寒属热的辨证要点)。

治则——温脏回阳。

方剂——四逆辈(即四逆、通脉四逆、白通等汤)(方义少阴病时讲)。

此外,在全国教材中提出治太阴虚寒证,理中丸是一个主要方剂。此方原载于《伤寒论》霍乱篇,但从方药来看:人参三两、白术三两、干姜三两、甘草三两(研末合蜜成丸,如鸡子黄大,温汤服),因为霍乱见证是吐泻交作,却以此方专治里寒脾湿的吐泻,所以恰适合太阴病的主要见证,也即是太阴病的所需方剂。方中人参、白术补中化湿,干姜温中散寒,甘草和中。此方温补中土之功较胜,故以"理中"命名。它的适应证就是太阴病的主脉主证。

昆明医家朱尊程认为,太阴病的治疗,重在"温扶脾肾之阳",肾阳虚不能温煦脾脏,才会导致脾阳亦虚,所以腹痛、吐利始作。若脾肾之阳回复,则诸证愈。因此,他对仲景所提"脏有寒""当温之宜服四逆辈"是毫无疑义的，并认为太阴病用理中丸恐非仲景本意。因为"脏有寒"宜温不宜补，温则气血流畅，补则寒湿易滞，理中丸有人参、白术，乃补滞之品，若寒湿滞遏，则更腹痛下利。所以，他常以四逆汤加苍术、茯苓、上肉桂、砂仁等药治疗太阴病效果显著。

（二）解表法

第276条："太阴病，脉浮者，可发汗，宜桂枝汤。"

解析：

脉象——浮（为有表之脉）。

症状——腹满而吐，食不下，自利益甚，时腹自痛（太阴病必有之症状）。

治则——可发汗。

方剂——桂枝汤（详见太阳病）。

以上脉证若只凭脉浮而太阴病的那些症状出现就以桂枝汤解表，发汗。这样的治疗法看来是不确切的，如下：

第372条："下利，腹胀满，身体疼痛者，先温其里，乃攻其表。温里宜四逆汤，攻表宜桂枝汤。"

这一条文解答了以上问题，即如果太阴病的"下利腹胀满"与太阳病的"身体疼痛"同时出现，就必须"先温其里，乃攻其表"。由此可见，第276条只凭"太阴病脉浮者"，可用桂枝汤发汗的证治，是不能为凭的。至于桂枝汤在先用或是在后用，还得要结合第372条才能明确。不过实际在临床上真遇到太阴病与太阳病的证候同时出现时，不必非分二步进行治疗，完全可以在四逆汤中加桂枝、细辛（附子二两、干姜五钱、甘草二钱、桂枝五钱、细辛二钱），便可达到回阳温脏、兼解表寒的作用。

（三）表里双解法

第279条："在太阳病，医反下之，因尔腹满时痛者，属太阴也，桂枝加芍药汤主之。大实痛者，桂枝加大黄汤主之。"

解析：本条应分为两段解，上段为桂枝加芍药汤证，下段为桂枝加大黄汤证。

1. 桂枝加芍药汤证

病因——太阳病误下，表邪里陷，损伤脾阴。

症状——腹满时痛。

治则——引陷邪，益脾阴。

方剂——桂枝加芍药汤：桂枝（去皮）三两　芍药六两　炙甘草二两　大枣（擘）十二枚　生姜（切）三两

方解——桂枝汤引出太阳陷入太阴之邪，倍芍药是以益脾阴而除满痛（此方中加饴糖一升，则为小建中汤甘温补中，治心中悸而烦、腹中急痛之证）。

2. 桂枝加大黄汤证

病因——太阳病误下，表邪下陷，郁热在里。

症状——腹满实痛（当有便不通之证）。

治则——领引陷邪，益阴泻热。

方剂——桂枝加大黄汤：上方加大黄二两。

方解——同上，再以大黄清里热。

分析比较：

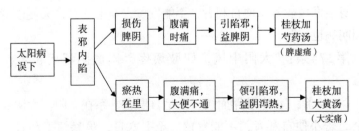

在运用桂枝加芍药汤和桂枝加大黄汤时，须注意脾阳的强弱情况，仲景就这个问题在第280条中写道："太阴为病，脉弱，其人

续自便利,设当行大黄芍药者,宜减之,以其人胃气弱,易动故也。"意思就是说太阴病,脉弱,大便下利的人,如果真正需要到芍药、大黄的,应减量,因为这个人的脾阳不足,胃气不强,所以大便易动,需当注意。

综合以上治法,可以看出,太阴病虽属脾虚证,但有脾阳虚(即"脏有寒"),脾阴虚(桂枝加芍药汤证)的不同,所以一以温脏回阳为治;一以引陷邪,益脾阴为治。再从表里两解的方面去看,一类是用四逆桂枝表里两解;另一类是用桂枝加大黄表里两解。虽同是表里两解,则有虚、实、寒、热的不同。那么,我们如何来进行辨证呢?关键所在是大便的"利"与"不利","利"为阴证、寒证、虚证;"不利"则是阳证(指脾阴不足)、热证、实证。

四、太阴病的禁忌

第273条:"……若下之,必胸下结硬。"

说明了,太阴病忌下,如果要下,脾阳更受损伤,中气失运,胸下满闷更剧,必然结硬,或下利益甚(吴人驹认为"自利益甚"四字,当在"必胸下结硬"句之下,有他的道理)。

五、太阴病的预后

第187条:"伤寒脉浮而缓,手足自温者,是为系在太阴。太阴者,身当发黄。若小便自利者,不能发黄,至七八日,大便硬者,为阳明病也。"

第274条:"太阴中风,四肢烦疼,阳微阴涩而长者,为欲愈。"

第278条:"伤寒脉浮而缓,手足自温者,系在太阴。太阴身当发黄,若小便自利者,不能发黄。至七八日,虽暴烦下利日十余行,必自止,以脾家实,腐秽当去故也。"

解析：

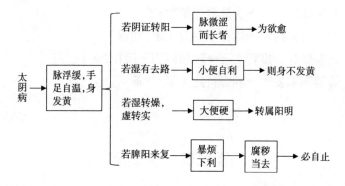

太阴病虽尽属虚寒见证，但毕竟局限于脾胃方面，还没有达到全身性虚寒证的程度，因此本证预后一般都甚良好；然如误治或失治，也会造成心肾阳虚，演变为其他不良的转归，应当警惕。

小　结

性质——<u>里虚寒证</u>。

主要脉证：主脉——弱或缓（第278条、第280条）。

主证——腹满而吐，食不下，自利益甚，时腹自痛（第273条）。

热型——手足自温（第278条）。

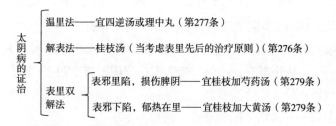

太阴病的禁忌：禁下（第273条）。

太阴病的预后：
若阴证转阳──→为欲愈（第274条）。
若湿有去路──→则身不发黄（第278条）。
若湿转燥，虚转实──→转属阳明（第187条）。
若脾阳来复──→利必自止（第278条）。

第六节　少阴病

一、少阴病的性质

少阴主热，与太阳互表里。少阴包括心肾二脏，为人身之根本。心肾机能衰减，抗病力量薄弱，则为少阴病变。心肾为人体真阴真阳之所在，因此，邪犯少阴，既可从阴化寒，也可从阳化热。然而，少阴病的主要方面则是心肾阳气不振而引起的全身虚寒证，所以对比之下，阳虚寒证占主要地位。

肾与膀胱为表里，一为水脏，二为水腑，共司水的代谢，故在少阴病中，每有停水与水气泛滥的证候。

二、少阴病的主脉主证

第281条："少阴之为病，脉微细，但欲寐也。"
第7条："病有发热恶寒者，发于阳也；无热恶寒者，发于阴也……"（从热型看，"阳"指太阳；"阴"指少阴）
解析：
主脉──微细（阳气衰微，营血不足）。
主证──欲寐（心神衰惫，想睡非睡）。
热型──无热恶寒（阳虚，阴盛）。

三、少阴病寒化证治

（一）阳虚阴盛厥逆下利证治

1. 寒盛阳微肢厥下利证治

第323条："少阴病，脉沉者，急温之，宜四逆汤。"

第324条："少阴病，饮食入口则吐，心中温温欲吐，复不能吐，始得之，手足寒，脉弦迟者，此胸中实，不可下也，当吐之。若膈上有寒饮，干呕者，不可吐也，当温之，宜四逆汤。"

第354条："大汗，若大下利而厥冷者，四逆汤主之。"

解析：

病因——寒盛阳微。

脉象——沉迟细弦而微。

病机和症状——阳微则肢厥汗出，寒盛则下利干呕。

治则——回阳逐寒。

方剂——四逆汤（列表于后）。

方解：附子回阳救逆，干姜温里逐寒，但性辛热，走而不守，故以甘草缓其走性。

郑钦安："按四逆汤一方，乃回阳之主方也，世多畏惧，由其不知仲景立方之意也。夫此方既列于寒入少阴。病见爪甲青黑，腹痛下利，大汗淋漓，身重畏寒，脉微欲绝，四肢逆冷之候，全是一团阴气为病。此际若不以四逆回阳，一线之阳光，即有欲绝之势。仲景于此，专主回阳以祛阴，是的确不易之法。细思此方，既能回阳，则凡世之一切阳虚阴盛为病者，皆可服也。何必定要见以上病形而始放胆用之，未免不知几也。夫知几者，一见是阳虚证而即以此方，在分两轻重上斟酌，预为防之，万不致酿成纯阴无阳之候也。酿成纯阴无阳之候，吾恐立方之意固善，而追之不及，反为庸庸者所怪也。怪者何？怪医生之误用姜附，而不知用姜、附之不早也。仲景虽未一一指陈，凡属阳虚之人，亦当以此法投之，未为不可。所可奇者，姜、附、草三味，即能起死回生，实有令人难尽信者。余亦始怪之而终信之，信者何？信仲景之用姜、附而有深义也。故古人云：'热不过附子'，可知附子是一团烈火也。凡人一身，全赖一团真火，真火欲绝，故病见纯阴。仲景深通造化之微，知附子之力，能补先天欲绝之火种，用之以为君，又虑群阴阻塞，不能直入根蒂，故佐以干姜之辛温而散，以为前驱。荡尽阴邪，迎阳归舍，火种复兴，而性命立复，故曰'回阳'。阳气既回，若无土覆之，光焰易熄，虽生不永，故继以甘草之甘，以缓其正气，缓者即伏之之意也。真火伏藏，命根永固，又得重生也。此方胡可忽视哉？迩来世风日下，医者不求至理，病家专重人参。医生入门，一见此等纯阴无阳之候，开口以人参回阳，病家却亦深信，全不思仲景为立法之祖，既能回阳，何为不重用之？既不用之，可知非回阳之品也。查人参，性甘微寒，主补五脏，五脏为阴，是补阴之品，非回阳之品也，明甚。千古混淆，实为可慨！"

昆明医家吕重安，对四逆汤颇有研究，这里将云南中医学院"吕重安医疗经验整理小组"的文章摘要介绍。文章说："吕老临床擅长于用温热药，如附片、干姜、砂仁等。他认为云南地处云贵高原，山高水寒，湿气重，因此人的体质一般较为虚弱，阴寒内盛。基于数十年临床经验，认为昆明地区各种虚寒病证多，即使患热病，也有不少患者其'本'是虚寒的，所以临证一定要明辨标本寒热用药恰如其分，如一味攻伐，必致邪去正伤，留下后患是为'医之不善'。""他在其著《慢惊实验谈》中十分感叹地说：'余壮年所生子女，因患病服药不效而死者甚伙，初不知为药所杀也。民国初年，余尚存一子一女，子及妻前后患病，医均谓热重，进以大剂寒凉，不数日均虚脱而死。余母痛甚亦亡。是时女亦患发热泄泻，医迭进以清热消食之药，热势更甚，齿燥舌干，口渴引饮，目起红点，神迷口苦，谵妄，医皆谓："热入心包，不能治矣！"余时悲痛过甚，见其将死不死，决计以热药毒之，俾其速毙。不料灌以姜附，目红反退，速投大剂姜、附，而舌齿反润，口渴反减，食进身凉。自此女幸中而生，余始悟前此子女之为药所杀，而非命之当死……于是精研方书，历数年之久。'此书写于1936年。"接着他们整理了吕老将四逆汤用于各方面的经验，这里限于篇幅，仅举两例为借鉴。

例一，钱××，女，38岁，住青年路25号，1954年1月20日初诊：

月经来潮五十余日未净，量较多，色淡，头昏，心慌，气短，腰痛，便溏，纳呆，肢冷畏寒，舌质淡，苔薄白，脉沉弱，证属脾胃阳虚，任督亏损。法当壮阳益火，温补任督。

川附片_{二两}　炮姜_{四钱}　炙艾_{三钱}　鹿角霜_{六钱}　吴芋_{二钱}　桂枝_{四钱}　炙甘草_{二钱}

二剂后，1月28日第二诊：流血减少，畏寒、头昏、腰痛诸症均减轻。阳气渐复，续以温补任督佐健脾益气之剂。

上方减吴芋、桂枝，加白术四钱、阿胶五钱、杜仲四钱。

三剂后，血止病愈。

例二，张××，男，4岁，住端仕街，1931年4月2日初诊：

舌苔中心白润、尖红，脉浮小，发热咳泻已四日，迭服表药，昨日麻疹现点尚红，今早陡然色污，烦啼，仍发热咳喘，作呕食不进。泄泻是阳虚里寒，疹毒有内陷之势，拟温阳宣透。

附片_{八钱}　生姜_{二钱}　细辛_{五分}　桂枝_{三钱}　法半夏_{三钱}

4月3日第二诊：舌苔白润，脉浮小，昨夜发热咳嗽加重，仍烦啼，天明泻两次，疹色较红已畅，口渴饮不多，呕止食稍进。是疹已外出，里寒正虚，仍拟上方宜温。

4月5日第三诊：脉小稍数，舌苔中心白润、尖红，热渐退，已不烦啼，但咳加重，仍便溏，麻疹已有收势，拟再温中宣肺。

附片_{八钱}　苏叶_{钱半}　生姜_{三钱}　炒苍术_{二钱}　茯苓_{三钱}　法半夏_{三钱}

4月10日第四诊：舌质青，苔白润，脉小濡，服上方后泻止，疹收，热退，但咳嗽不止。自改服清肺药三剂，又泄泻，神倦，食少，仍咳且痰难咯出。是肺气不宣而里寒，有转慢惊之势，拟宣肺温中，以望挽回。

附片_{一两}　川姜_{二钱}　炒苍术_{二钱}　法半夏_{三钱}　茯苓_{三钱}　桂尖_{三钱}　细辛_{四分}　五味子_{一钱}

4月12日第五诊：脉缓细，舌苔白润，服十日方药两副后，咳嗽已大减，大便溏，拟再温中。

附片_{一两}　川姜_{三钱}　法半夏_{三钱}　炙冬花_{二钱}　白术_{四钱}　补骨脂_{四钱}　茯苓_{四钱}　炙甘草_{二钱}

2. 阴盛于内格阳于外证治（亦称"格阳证"）

第317条："少阴病，下利清谷，里寒外热，手足厥逆，脉微欲绝，身反不恶寒，其人面色赤，或腹痛，或干呕，或咽痛，或利止脉不出者，通脉四逆汤主之。"

第370条："下利清谷，里寒外热，汗出而厥者，通脉四逆汤主之。"

解析：

病因——阴盛于内，格阳于外（阳气为阴寒格拒于外）。

脉象——脉微欲绝。

病机和症状——阴盛于内则下利清谷，手足厥逆，汗出而厥者，阳格于外，则身反不恶寒，其人面色赤。

治则——逐寒回阳，通达内外阳气。

方剂——通脉四逆汤（列表于后）加减法：

面色赤者，加葱九茎，腹中痛者，去葱加芍药二两，呕者加生姜二两，咽痛去芍药加桔梗一两，利止脉不出者，去桔梗加人参二两。

方解：附子回阳，干姜温中，甘草甘缓，以防姜、附之过于猛烈。脸红加葱以通阳，腹痛去葱加芍药而止痛，呕吐加生姜降逆，咽痛去芍药敛酸而加桔梗清利咽喉，利止脉不出应去桔梗加参补气复脉。

3. 阴盛于下格阳于上证治（亦称戴阳证，包括白通汤证和白通加猪胆汁汤证）

第314条："少阴病，下利，白通汤主之。"

第315条:"少阴病,下利脉微者,与白通汤。利不止,厥逆无脉、干呕烦者,白通加猪胆汁汤主之。服汤脉暴出者,死,微续者生。"

解析:

①白通汤主证。

病因——阴盛于下,格阳于上(心肾之阳不交)。

脉象——脉微细。

病机和症状——阴盛于下则欲寐,下利,格阳于上则微烦,难眠,面色赤。

治则——逐寒回阳,交通心肾之阳。

方剂——白通汤(列表于后)。

方解:葱白通阳上升,姜、附胜阴而缓降,使心肾之阳相交,未脱之阳回复,阴寒自散。

郑钦安:"按白通汤一方,乃回阳之方,亦交水火之方也,夫生附子大热纯阳,补先天之火种,佐干姜以温中焦之土气,而调和上下,葱白一物,能引离中之阴,下交于肾,生附子又能启水中之阳上交于心,阴阳交媾,而水火互根矣。仲景一生学问,就在这'阴、阳'两字,不可偏盛,偏于阳者则阳旺,非辛热所宜;偏于阴潜则阴旺,非苦寒所可。偏于阴者,外邪一入,即从阴化为病,阴邪盛则阳灭,故用药宜扶阳;邪从阳化为病,阳邪盛则灭阴,故用药宜扶阴。此论外感,从阴从阳之道也,学者苟能于阴阳上探求至理,便可入仲景之门也。"

②白通加猪胆汁汤证。

病因——虚阳为阴寒格拒浮越于上。

脉象——微而难以寻求("无脉")。

症状——在上证基础上,利不止,浮阳越甚则面赤,厥逆,干呕而烦(戴阳的典型)。

治则——逐寒回阳,反佐苦寒以引阳归舍。

方剂——白通加猪胆汁汤(列表于后)。

方解：用白通汤交通心肾之阳，猪胆汁引阴中之阳气上升，人尿咸寒可导阳气达下焦，使阴阳和而病可愈。

少阴"四逆汤"方剂证鉴别表

方名	药物用量					主证	病因	功用	备注
	生附子	干姜	甘草	葱白	猪胆汁	人尿			
四逆汤	一枚	一两五钱	二两				汗出下利，手足厥逆，恶寒，脉沉而微细	脾肾阳虚，阴寒内盛	逐寒回阳，温运脾肾	甘草为君
通脉四逆汤	一枚	三两	二两				下利清谷，手足厥逆，身反不恶寒，其人面色赤，脉微欲绝	阴盛阳衰，阳气为寒，阴格拒于外（格阳证）	逐寒回阳，通达内外阳气	干姜为君，面色赤为或有主证，故加减法中有"面色赤加葱白"六字
白通汤	一枚	一两		四茎			下利，脉微细	阴盛于下，格阳于上（戴阳证）	逐寒回阳，宣通上下阳气	葱白为君，从药测证，面色赤应为本方必有之证
白通加猪胆汁汤	一枚	一两		四茎	一合	五合	下利不止，面赤，厥逆，无脉干呕而烦	虚阳为阴寒格拒，浮越于上	逐寒回阳，反佐苦寒，以从阴引阳	

注：附子一定要用开水先煮透，再入其他药。

（二）阴盛阳衰水气为患证治

1. 阳虚气弱水寒郁滞证治

第304条："少阴病，得之一二日，口中和，其背恶寒者，当灸之，附子汤主之。"

第305条："少阴病，身体痛，手足寒，骨节痛，脉沉者，附子汤主之。"

解析：

病因——里阳素弱，脾阴不足，水气不运。

脉象——沉细而微。

病机和症状——口中和，手足寒，脉沉细，是里阳素弱、脾阴不足的表现。由于阳虚，致使水寒之气不能运化，出现背恶寒、骨节痛等现象（阳明也有恶寒，但是口中烦渴，故以白虎加人参汤治疗）（供对照）。

治则——温肾补中，逐水镇痛。

灸法用于回阳救逆，是有疗效的，临床上应配合应用。背恶寒，可灸大椎穴；手足冷再加灸关元穴（脐下三寸）。

方剂——附子汤（列表于后）。

方解：附子温肾散寒，苓、术培土制水，芍药敛阴和阳，人参补中虚之气，全方固本御邪。

2. 下焦阳虚水气不化证治

第316条："少阴病，二三日不已，至四五日，腹痛，小便不利，四肢沉重疼痛，自下利者，此为有水气，其人或咳，或小便利，或下利，或呕者，真武汤主之。"

解析：

病因——脾肾阳虚，水气内渍。

脉象——微细。

病机和症状——由于内脏虚寒，则腹痛自下利，下焦不能制水，故小便不利，四肢沉重疼痛。

治则——温肾散寒，逐水镇痛。

方剂——真武汤（列表于后方解见太阳病）。

加减法——若咳，加五味子半升，细辛、干姜各一两；若小便利，去茯苓；若下利，去芍药，加干姜二两；若呕，去附子，加生姜足前为半斤。

方名	药物用量						症状	病因	功用		
	炮附子	茯苓	人参	白术	芍药	生姜			共同点	不同点	
附子汤	二枚	三两	二两	四两	三两		少阴病，口中和，背恶寒，手足寒，身体痛，脉沉	里阳素弱，气阴不足，水气不运，寒邪浸渍	回阳温经，散水镇痛	偏重温补，以壮元阳	虚
真武汤	一枚	三两		二两	三两	三两	腹痛，小便不利，自下利，如肢沉重疼痛。（第316条）心下悸，头眩，身瞤动，振振欲擗地也（第82条）	脾肾阳虚，水气内渍	同上	偏重温散，以实逐水气	实

鉴别点
- 虚→口中和，手足寒→元阳不足
- 实→小便不利，四肢沉重，心下悸→水气偏重

（三）虚寒滑脱，下利脓血证治

第306条："少阴病，下利便脓血者，桃花汤主之。"

第307条："少阴病，二三日至四五日，腹痛，小便不利，下利不止，便脓血者，桃花汤主之。"

解析：

病因——脾肾阳虚，肠胃虚弱，下焦不固。

脉象——微细。

病机和症状——脾肾虚寒则欲寐，腹痛，下焦不固则下利便脓血。

治则——温益脾胃，固涩下焦。

方剂——桃花汤：赤石脂 一斤　干姜 一两　粳米 一升

上三味，米与姜先煮，去渣，兑服赤石脂末方寸匕。

方解：赤石脂酸涩甘温，止泻止血；干姜辛温，暖脾止泻；粳米补中益胃。

与阳证下利脓血进行辨证：

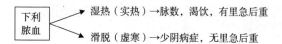

下利脓血
- 湿热（实热）→脉数，渴饮，有里急后重
- 滑脱（虚寒）→少阴病症，无里急后重

四、少阴病热化证治

（一）阴虚阳亢证治

第303条："少阴病，得之二三日以上，心中烦，不得卧，黄连阿胶汤主之。"

解析：

病因——阴虚阳亢（心肾之阴不交）。

脉象——微细（数）。

病机和症状——阳亢不入于阴，阴虚不能纳阳，心中烦，不得卧。

治则——滋阴和阳，使心肾交合，水升火降。

方剂——黄连阿胶汤：黄连_四两_　黄芩_二两_　芍药_二两_　阿胶_三两_　鸡子黄_二枚_

上五味，以水先煮三味，去滓，内胶烊尽，内鸡子黄，搅令相得，日三服。

方解：连芩清心中之烦热；阿胶滋补肾阴；鸡子黄佐芩、连，于泻心中，补养心血；芍药佐阿胶于补阴中，收敛阴气，使心肾交合，水升火降，成一个滋阴和阳之剂。

郑钦安："按黄连阿胶汤一方，乃交阴阳之方，实养阴清热之方也。夫此方本为少阴热化证，而为心烦不得卧者之法。盖心烦者，坎中之精不能上交于心；不得卧者，离中之阴不能下降于肾。方中芩、连、芍药之苦，直清其热；又得鸡子黄以补离中之气，阿胶以补坎中之精，坎离得补，阴阳之气自调，升降不乖，而水火互为其根矣。今病人所现症形，全系元阴亏损，元阳变为客邪所作，故取苦寒柔润之品，以滋补其枯涸之区，脾火熄而阴可立复，病可立瘥也。"

（二）阴虚水热相搏证治

第319条："少阴病，下利六七日，咳而呕渴，心烦不得眠者，猪苓汤主之。"

解析：

病因——阴虚水热相搏。

脉象——微细。

症状——下利，咳、呕、渴，心烦不得眠（猪苓汤证在阳明篇中有"小便不利"的症状，此条也当有之）。小便不利应是猪苓汤证与黄连阿胶汤的辨证要点（注意）。

病机——水热互结，水气郁而不化，不从小便排泄，偏渗于大肠，而为下利。水气上逆则咳（于肺），呕（于胃），阴虚内热、故口渴，心烦不得眠。

治则——滋养阴分以清虚热，分利水气又不伤津液。

方剂——猪苓汤（详见阳明篇）。

（三）下利伤阴虚火上浮证治

第310条："少阴病，下利，咽痛，胸满，心烦者，猪肤汤主之。"

解析：

病因——下利伤阴，虚火上浮。

病机和症状——脾运不健，而致下利，胸满；虚火上浮则咽痛，心烦。

治则——滋阴降火，健脾止利。

方剂——猪肤汤：猪肤 一斤　　白蜜 一升　　白粉 五合

上三味，以水先煮猪肤，去滓，再加白蜜、白粉，熬香，和令相得，温分六服。

方解：猪肤滋液润燥，白蜜甘寒养阴，阴液复则虚火降；米粉甘缓和中，能扶脾止利。本方既能滋阴降火，又善健脾止利，堪为滋润平补的妙剂。

五、少阴病咽痛证治

手足少阴经脉，皆循咽喉部位，故咽喉病变，亦属少阴病范围，兹根据原文分述如下：

（一）甘草汤及桔梗汤证

第311条："少阴病，二三日咽痛者，可与甘草汤；不差者，与桔梗汤。"

解析：

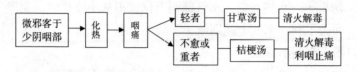

甘草汤：甘草_二两_

以水煮，去滓，日二服。

方解：用生甘草取其甘平泻热解毒。

桔梗汤：桔梗_一两_　甘草_二两_

以水煮，去滓，温分再服。

方解：本方即甘草汤加桔梗，意在辛开苦，泄热邪，利咽止痛。

（二）苦酒汤证

第312条："少阴病，咽中伤，生疮，不能语言，声不出者，苦酒汤主之。"

解析：

病因——客邪化热伤咽，而致生疮。

病机和症状——咽生疮则不能语言，声不得出。

治则——祛痰开结，消肿利窍。

方剂——苦酒（即米醋）　半夏_十四枚_　鸡子（去黄）_一枚_

上三味，把苦酒、半夏倒入鸡子，去黄留白于壳中，以鸡子壳置刀环中，安火上令三沸，去滓，少少含咽之。

方解：苦酒为君，苦酸能消肿敛疮；半夏辛滑，能祛痰散结；鸡子清甘寒，能润燥利窍。

（三）半夏散及汤证

第313条："少阴病，咽中痛，半夏散及汤主之。"

解析：

病因——客邪化寒于少阴经挟咽之部。

病机和症状——客邪化寒着咽，故咽中痛。

治则——散寒逐涎。

方剂——半夏散及汤：半夏（洗）　桂枝（去皮）　炙甘草

上三味，等分，研末为散，白饮和服方寸匕，日三服，若不能散服者，以水煮两方寸匕。

方解：

尤在泾曰："少阴咽痛，甘不能缓者，必以辛散之；寒不能除者，必以温发之；盖少阴寒邪郁聚咽嗌之间，既不得出，设以寒治，则聚益甚，投以辛温，则郁反通。"

以上少阴咽痛三证，从用药上看，有寒有热，但如何辨别，症状不多，十分困难。虽然《医宗金鉴》说："咽痛一证，寒热皆有，痛而肿者为热证，不肿而痛者为寒证。"然而只凭肿与不肿仍是分辨困难，所以尤在泾也只能以"少阴咽痛，甘不能缓者，以辛散之；寒不能除者，必以温发之"的试用办法来辨别。好在桔梗汤其性不猛；半夏散及汤其热不峻，还可暂为一试，但仍不是可靠之法。不过咽痛一证，临床上多见于表征，一般说来可分风热证和风寒证。辨证时，往往参合风热、风寒的其他症状，如寒热何轻何重、烦渴的情况等。辨别还是比较容易的，不似上述只凭咽痛一证辨别，难以确定。临床上风热的咽痛，常以桑菊饮或银翘散中加板蓝根、马勃一类清喉火的药治之；风寒的咽痛，常以桂枝汤或麻黄汤中加桔梗、半夏一类辛散温发的药治之。

六、少阴病兼证治法

（一）兼太阳表实证治

第301条："少阴病，始得之，反发热脉沉者，麻黄细辛附子汤主之。"

第302条:"少阴病,得之二三日,麻黄附子甘草汤,微发汗。以二三日无里证,故微发汗也。"

解析:

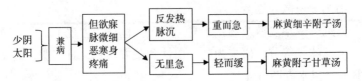

麻黄细辛附子汤:麻黄(去节)_二两_ 细辛_二两_ 附子(炮,去皮,破八片)_一枚_

上三味,先以开水煮透附子,再入麻黄,去沫,后入细辛,去滓,日三服。

麻黄附子甘草汤:麻黄(去节)_二两_ 炙甘草_二两_ 附子(炮,去皮,破八片)_一枚_

煮服法同上方。

方解:少阴里虚寒,当以附子温经回阳;太阳表实,所以用麻黄散寒;若证重势急,则用细辛以助温经之力;若证轻势缓,则用甘草以缓麻、附之势,这是两方的区别之处。

郑钦安:"按麻黄附子细辛汤一方,乃交阴阳之方,亦温经散寒之方也。夫附子辛热,能助太阳之阳,而内交于少阴。麻黄苦温,细辛辛温,能启少阴之精,而外交于太阳。仲景取微发汗以散邪,实以交阴阳也。阴阳相交,邪自立解,若执发汗以论次方,浅识此方也。又曰:温经散寒。温经者,温太阳之经;散寒者,散太阳之寒。若此病腰痛,乃由寒邪入太阳之外府,阻其少阴出外之气机,故腰痛作,少阴与太阳为一表一里。表病及里,邪留于阴阳交气之中,故流连不已,今得附子壮太阳之阳,阳旺则寒邪立消。更得麻细二物,从阴出阳,而寒邪亦与之俱出,阴阳两相鼓荡,故寒邪解而腰痛亦不作矣。"

朱尊程医案选录：

杨××，男，42岁，住西坝村，1955年8月7日初诊：

六脉沉细，舌质淡，苔白滑，腰痛二月余，起卧不便，食少，便溏。曾自服风湿药酒，效果不显。是寒湿内滞，阴阳格拒。拟交通阴阳，温化寒湿。

附片_{三两}　麻黄根_{二钱}　细辛_{二钱}　桂枝_{八钱}　苍术_{八钱}　茯苓_{一两}　砂仁_{二钱}

8月11日复诊：上方连进二剂后，腰痛大减，食增，便转干，六脉仍沉，苔转白润。再拟温化寒湿。

附片_{二两}　生姜_{三钱}　细辛_{一钱}　桂枝_{五钱}　苍术_{五钱}　砂仁_{二钱}

（二）兼阳明里实证治

第320条："少阴病，得之二三日，口燥咽干者，急下之，宜大承气汤。"

第321条："少阴病，自利清水，色纯青，心下必痛，口干燥者，可下之，宜大承气汤。"

第322条："少阴病，六七日，腹胀不大便者，急下之，宜大承气汤。"

解析：

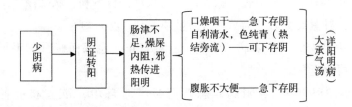

少阴转归阳明的证候和阳明腑实证，在病情上不尽相同，其正虚阴耗的现象一般比较显著，须当注意。

七、少阴病的禁忌

第285条:"少阴病,脉细沉数,病为在里,不可发汗。"

第286条:"少阴病,脉微,不可发汗,亡阳故也。阳已虚,尺脉弱涩者,复不可下之。"

第284条:"少阴病,咳而下利谵语者,被火气劫故也,小便必难,以强责少阴汗也。"

解析:

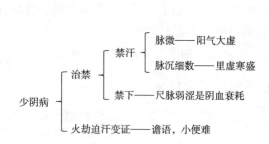

综合上文,少阴病的禁忌:禁汗、禁下。汗、下两法,既可伤阴,也可亡阳。少阴病若再汗,必犯"虚虚"之弊;火劫则变证。

八、少阴病的预后

第287条:"少阴病,脉紧,至七八日,自下利,脉暴微,手足反温,脉紧反去者,为欲解也。虽烦下利,必自愈。"

第288条:"少阴病,下利,若利自止,恶寒而蜷卧,手足温者,可治。"

第289条:"少阴病,恶寒而蜷,时自烦,欲去衣被者,可治。"

第292条:"少阴病,吐利,手足不逆冷,反发热者,不死。脉不至,灸少阴七壮。"

解析：

可治证 ── 恶寒蜷卧，下利止，手足温者
　　　 ── 恶寒而蜷，时自烦，欲去衣被者
　　　 ── 吐利，手足不逆冷，反发热者。如脉不至，可灸少阴穴位

"阳回则生"，凡阳气已经回复，阴寒逐渐消散，正胜邪祛的，其预后良好。

第294条："少阴病，但厥无汗，而强发之，必动其血，未知从何道出，或从口鼻，或从目出者，是名下厥上竭，为难治。"

第295条："少阴病，恶寒身蜷而利，手足逆冷者，不治。"

第296条："少阴病，吐利躁烦，四逆者，死。"

第297条："少阴病，下利止而头眩，时时自冒者，死。"

第298条："少阴病，四逆，恶寒而身蜷，脉不至，不烦而躁者，死。"

第299条："少阴病，六七日，息高者，死。"

第300条："少阴病，脉微细沉，但欲卧，汗出不烦，自欲吐，至五六日自利，复烦躁，不得卧寐者，死。"

解析：

难治及死证
── 强汗动血，下厥上竭，为难治
── 纯阴无阳──恶寒身踡而利，手足逆冷者，不治
── 阳不胜阴──吐利躁烦，四逆者，死
── 阴尽于下，阳脱于上──下利止而头眩，时时自冒者，死
── 神亡形存──四逆，恶寒而身蜷，脉不至，不烦而躁者，死
── 肾气绝于下──六七日，息高者，死
── 阴阳俱竭──脉微沉细，自利，复躁烦，不得卧寐者，死

"阳亡则死，阴竭亦死。"阴寒极盛，阳气欲绝，必然预后不良；脏阴内竭，以及阴阳离决，都同属不治的死候。

小 结
少阴病

性质——全身性虚寒证。
主证主脉：但欲寐，脉微细，间有沉紧（第281条）。
热型——无热恶寒（第7条）。
寒化证治：

阳虚阴盛，厥逆下利证治
- 寒盛阳微肢厥下利——四逆汤（第323～324条、第354条）
- 格阳证——脉微欲绝，反不恶寒——通脉四逆汤（第317条、第370条）
- 戴阳证
  - 下利，脉微，面赤——白通汤（第314条）
  - 利不止，无脉，干呕而烦：白通加猪胆汁汤（第315条）

阴盛阳衰水气为患证治
- 阳虚气弱，水寒郁滞——附子汤（第304条）
- 下焦阳虚，水气不化——真武汤（第316条）

虚寒滑脱、下利脓血——桃花汤（第306～307条）。

热化证治：

阴虚阳亢，心烦不得卧——黄连阿胶汤（第303条）。
阴虚水热相搏，下利，咳而呕渴，心烦不得眠，小便不利——猪苓汤（第319条）。
阴虚火浮，下利咽痛，胸满心烦——猪肤汤（第310条）。

咽痛证治：

寒热咽痛——甘草汤。不差者，桔梗汤（第311条）。
咽中伤生疮，不能语言，声不出——苦酒汤（第312条）。
风寒外束咽痛——半夏散及汤（第313条）。

兼证治疗
- 寒化兼太阳表实——麻黄细辛附子汤、麻黄附子甘草汤（第301～302条）
- 热化兼阳明里实——大承气汤（第320～322条）

治禁——禁汗（包括火劫，迫汗）、禁下（第284～286条）。

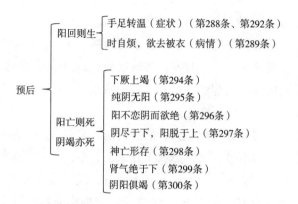

昆明医家吴佩衡提过："把好太阳关，重视少阴病。"他认为少阴病是六经中病情发展最为严重的阶段，少阴为心肾两脏所主，是决定人体生命的关键。病至少阴必然损及真阴真阳，然而，常常以损及真阳而致阳虚寒盛的病证为多见。他主张必须抓住温扶先天心肾阳气这一主要环节，方能获得阳复阴退，克敌制胜的效果。他认为扶阳驱寒，宜温而不宜补，温则气血流通，补则寒温易滞，故对治少阴寒化证的麻黄细辛附子汤、四逆汤、白通汤，乃至"四逆辈"作了精深的研究，从而对附子的用量和煨法提出了新议，突破了附片有毒限量的禁区，进一步探求了附子有效剂量的限度，打破了世俗畏惧附片的保守观念。他还在郑钦安《医理真传》《医法圆通》的启迪下，扩大了麻辛附子汤和"四逆辈"的适用范围，使许多沉疴痼疾得以救治，甚至起死回生，拯救了无数生灵。

医案选录于下：

例一：王××，男，41岁，1958年8月7日就诊

头痛，体疼，恶寒已二日，昨夜发热，体温38.9℃。今日来诊发热未减，头体仍痛，恶寒思热饮，饮而不多，神倦但欲寐，脉沉细，舌质淡，苔薄白。

此条太阳少阴两感证。论曰："少阴病，始得之，反发热脉沉者，麻黄细辛附子汤主之。"

当以温经散寒，扶阳祛邪为治。

111

附片_{三两}　麻黄_{二钱}　细辛_{二钱}　桂枝尖_{三钱}

嘱服药后卧床休息，一剂后，小便通畅，未汗而愈。

例二：杨××，男，31岁，住威远街，1923年3月就诊

患者始因风寒而起病，经其医以苦寒凉下连进误治，病已二十日，危在旦夕，乃延余诊视。

临床见患者目赤身热似火，唇肿而焦，恶热烦躁，赤足露身，神昏谵语，食物不进，渴喜热饮（开水），小便短赤，大便秘结，舌苔黄黑而燥，脉虚浮散。此系寒入阴分，误服苦寒太过，将真阳逼越于外而成此状，外呈现一切热状，而内则寒极，元阳有将脱之兆。

治法：急宜回阳收纳。

方药：白通汤加肉桂。

附片_{三两}　干姜_{八钱}　葱白_{两茎}　上肉桂（研末，泡水兑入）_{三钱}

次日复诊：云及是晚因无人主持，并未煎服，予诊视后，仍执前方，并告以先用上肉桂末泡水与服之，服后旋即呕吐痰涎碗许，人事稍清，自云内心爽快，遂照前方煎服。

三诊：服第一剂后，病情较减，即现恶寒肢冷之象。午后再诊，身热约退一二，且能熟寐片刻。以四逆汤加桂主之。

附片_{三两}　干姜_{一两二钱}　炙甘草_{四钱}　上肉桂_{三钱}

四诊：服第二方，热退四五，脉稍有神，小便赤而长；再剂则热退七八，大便已通，色黑而硬，惟咳嗽痰多，痰中兼带有血，继服原方。

五诊：昨日吃梨一个后，是晚忽发狂打人，身热大作。今日复延余诊现，舌苔白滑，喜滚饮。此系阴寒之邪未尽，服水果冷物又增里寒，病遂加重，即告以禁服生酸冷物及清凉苦寒之药为幸。仍以大剂回阳祛寒之剂治之。

附片_{六两}　干姜_{二两五钱}　甘草_{八钱}　上肉桂_{六钱}　茯苓_{一两}　半夏_{五钱}
北细辛_{一钱二分}

早晚各服一剂，连服六剂。

六诊：三四日后再诊，身热不作，咳痰渐愈，饮食增加，小便淡黄而长，大便转黄而溏。

照前方去半夏、细辛，加砂仁、白术、黄芪。

连进十一剂，诸病俱愈，愈后体健胜前，亦无他疾苦矣。

按：凡病有真热证与真寒证之分，又有真热假寒证与真寒假热证之别，然真者易识而假者难辨。《黄帝内经》云："治病必求于本。"即当先明于阴阳之意也。

第七节　厥阴病

一、厥阴病的性质

厥阴主风，与少阳互表里。它是六经传变的最后一经，邪正交争，进退消长，达到最后阶段，且厥阴为阴尽阳生之境界，病情演变，多趋极端，不是寒极就是热极，而阴极则生阳，阳极则生阴，故病至厥阴。①若阴寒由盛而转衰，阳气由衰而转复，则病转危为安；然而阳气来复太过，又将出现热伤上焦的咽痛喉痹和热伤下焦的大便脓血之症，如第334条、第341条。②若阴寒盛极，阳气不能转复，病仍处少阴全身虚寒证或更剧，则病情严重而垂危。③若阴寒虽盛，而阳气还能抵抗，则呈现阴阳对峙，寒热错杂的证候，其特点是寒热混同出现。

厥阴病究其机转，不外两端：一是上热下寒，因阴阳各趋其极，阳并于上则上热，阴并于下则下寒；二是阴阳胜复，由于阴阳之消长与邪气之弛张，所以表现出厥热往复的证象。

二、关于厥阴病主证的问题

过去注家多把第326条中"厥阴之为病，消渴，气上撞心，心中疼热，饥而不欲食，食则吐蛔，下之利不止"认成是厥阴病的主证（因为它是厥阴病的提纲，《伤寒论》提纲常常是冠以"××之为病"的）。但是由于厥阴病的复杂，就本条所说的症状来看，仅是上热下寒的证候，并不包括厥阴病的厥热胜复和其他证的主要证候，所以这条条文只能称是寒热错杂的主证，还不能称是整个厥阴病的主证。

三、关于厥阴病热型的问题

前面讲厥阴病性质时，讲过病至厥阴、大体有三种情况：①若阴寒由盛而转衰，阳气由衰而转复，则病转危为安。②若阴寒盛极，阳气不能转复，则病情严重而垂危。③若阴寒虽盛，而阳气还能抵抗则呈现阴阳对峙、寒热错杂的证候。

把它们归纳起来，③为寒热错杂证，其热型论中叙述不多，临床上的辨证多以上述主证为依据，热型不显；①②显然是厥热胜复的情况，下面举有关原文为例：

第336条："伤寒病，厥五日，热亦五日，设六日当复厥，不厥者自愈。厥终不过五日，以热五日，故知自愈。"

第341条："伤寒发热四日，厥反三日，复热四日，厥少热多者，其病当愈。四日至七日，热不除者，必便脓血。"

第342条："伤寒厥四日，热反三日，复厥五日，其病为进。寒多热少，阳气退，故为进也。"

解析上文说明：

（1）厥与热互相交替，形成寒几天热几天的厥寒胜复热型。

（2）厥与热相等，乃阴阳之气尚能平衡，故自愈（第336条，此条应是阴平阳秘）。

（3）厥多于热，乃阳衰阴盛，正气衰退，故为病进（第342条）。

（4）热多于厥，乃阳盛阴衰，正气恢复，故为病退（第341条）。

（5）厥去阳回，固为好现象，但热之太过，则反见热迫而便血（第341条）。此非正气大盛，而是厥热消长，热之太过，乃邪热之热，故迫使便脓血。

所以，寒热胜复的热型，也只是厥阴病中一部分病证的热型。而且这种热型，在实际临床中是不多见的，有的人行医一辈子也并未遇见过。

四、厥阴病的证候类型和治法

历代一些医家认为厥阴病内容杂乱、义理难明，对此议论纷纭。有责王叔和编次的失当；有怪兵焚之后原本遭散乱；有说是辗转传抄的失误；有认定是错简所致……如此种种，不管怎样说，都有一定道理，确实有些条文杂入了厥阴。然而究其厥阴病的性质，在六经病证中本来就较之别经机转特异，所以证候类型必然复杂。它不仅有阴阳胜复的证候；有上热下寒的证候；还有寒热趋极的证候。这三类证候，显然是由它的性质所决定的，因此不能称杂乱和多余。如果前面各经仍有与此性质相似者，可并于此论述较为恰当。厥阴病的变证，当是厥阴病应有的一项内容，因为以上各经中，都有这一项目，既与本经有关，又何必称是错简。

至于厥逆证治，倒是与本病性质无关的，所以有的医家提出可以并入少阴病中去讨论，他们认为"厥证"的"厥"是四肢厥逆的意思，而不是"厥阴"的"厥"，因此纳入厥阴不恰当，"厥阴"乃"绝阴"也，是阴尽的意思；而且少阴病的主要症状就有四肢厥逆，并归于它比较恰当。不过，应该知道，少阴病的厥逆是全身虚寒的性质所决定，而与由多种原因所致形成的"阴阳气不相顺接"的厥逆，则有质的区别。所以并入少阴病讨论，将会对少阴全身性虚寒的厥逆，有所混淆。少阴病中，固然需要有一两条参与对比辨认的，如"四逆散证"参与就够了，若全部参与必将扰乱认识。因为一是由全身性虚寒引起的厥逆，一是由多种因素而引起的厥逆，其性质显然不同。所以把多因素引起的厥逆归并在一起分析讨论是应该的，只是看把它放在哪里更恰当。不管是仲景的本意，还是叔和的编次，或许是后人的调整，把它放在六经辨证的最后，应该是很恰当的，无可非议。

对于厥阴病义理的难明，关键在于对厥阴病性质的认识，如果对它有了明确、肯定其义理必将明了。当然，如果对六经其他病证的性质都有了明确，那么读《伤寒论》又有何难呢？所以，重要的是弄懂它们的性质。

阴阳胜复的证候在前面已经解析过了，下面以上热下寒证治，寒热趋极证治和变证治法分而述之。

（一）上热下寒证治

1. 乌梅丸证

第326条："厥阴之为病，消渴，气上撞心，心中疼热，饥而不欲食，食则吐蛔，下之利不止。"

第338条："伤寒脉微而厥，至七八日肤冷，其人躁，无暂安时者，此为脏厥，非蛔厥也。蛔厥者，其人当吐蛔。令病者静，而复时烦者，此为藏寒。蛔上入其膈，故烦，须臾复止，得食而呕，又烦者，蛔闻食臭出，其人当自吐蛔。蛔厥者，乌梅丸主之。又主久利。"

解析：

病因——上热下寒。

病机和症状——消渴是膈上有热，热甚消水；气上撞心，心中疼热是风木侮土，亦是上热之象；饥而不欲食，食则吐蛔，乃"藏寒"中虚之象，所以不能攻下，下之则寒更甚。故下利不止，静而复时烦者，为蛔之不安，时动时停之象，故烦而须臾复止。得食而呕又烦者，蛔闻食臭出之象。

治则——寒热同用，温脏安蛔。

方剂——乌梅丸：乌梅_{三百枚} 细辛_{六两} 干姜_{十两} 黄连_{一斤} 当归_{四两} 附子_{六两} 蜀椒_{四两} 桂枝_{六两} 人参_{六两} 黄柏_{六两}

上十味，异捣筛，合治之，以苦酒渍乌梅一宿，去核，蒸之五斗米下，饭熟捣成泥，和药令相得，内臼中，与蜜杵二千下，丸如梧桐子大，先食饮服十丸，日三服。

方解：以乌梅为君，能平肝木而安中土，杀虫止利；花椒温中杀虫；连、柏清热止呕，也能安虫；附、桂、姜辛温散寒，人参、当归补气行血；综合成为辛温驱寒、苦寒清热、杀虫安胃的复方，是厥阴寒热错杂的主方。方中寒热并用，对上热下寒之证，更为合适，故又主上热下寒的久痢。

王晋三说："乌梅渍醋益其酸，急泻厥阴，不欲其缓也；桂、椒、辛、附、姜重用辛热，外达诸阳，以辛胜酸，又不欲其收敛阴邪也；桂枝、蜀椒通上焦君火之阳；细辛、附子启下焦肾中生阳；人参、干姜、当归温中焦脾胃之阳；则连、柏泻心滋肾，更无亡阳之患，而得厥阴之治法矣。合为丸服者，又欲其药性逗留胃中以治蛔厥，脾酸以缩蛔，辛以伏蛔，苦以安蛔也。"

章虚谷说："木邪肆横，中上必困，故以辛热甘温助脾胃之阳，而重用酸以平肝，佐苦寒泻火，因肝木中有相火故也。"

2. 干姜黄芩黄连人参汤证

第359条："伤寒本自寒下，医复吐下之，寒格更逆吐下，若食入口即吐，干姜黄芩黄连人参汤主之。"

解析：

病因——伤寒下利，误施吐下，以致中伤，表邪乘虚入里，为里寒所格而不得入，形成上热下寒。

病机和症状——阴寒盛阳气微，则为下利，上热壅遏而不降，则为呕逆，故"食入即吐"。

治则——上热宜清，下寒宜温，正虚宜补。

方剂——干姜黄芩黄连人参汤：干姜_{三两}　黄芩_{三两}　黄连_{三两}　人参_{三两}

上四味，以水煮，去滓，日温三服。

方解：芩、连清热，干姜祛寒，人参补中。凡呕吐有热邪者，服之效。柯韵伯说："呕家夹热，不利于香砂橘半，服此汤而晏如。"

3. 黄连汤证

第173条："伤寒，胸中有热，胃中有邪气，腹中痛，欲呕吐者，黄连汤主之。"

解析：

病因——伤寒邪热传里，其人胃气素寒，热入而为寒所拒，形成上热下寒。

病机和症状——热停胸中，上逆而作呕吐，寒邪在胃，阳气不得宣通，而腹痛作。

治则——清上温中。

方剂——黄连汤：黄连 三两　炙甘草 三两　干姜 三两　桂枝（去皮）三两　人参 二两　半夏 半升　大枣（擘）十二枚

上七味，以水煮，去滓，温服，昼三夜二。

方解：黄连为主以清胸中之热；干姜为辅温胃中之寒；半夏降逆，佐黄连以治呕；人参补中，佐甘草、干姜以除腹痛；桂枝安中散寒，大枣培土和中，为寒热并用的方剂。

（二）寒热趋极证治

1. 白头翁汤证

第363条："下利，寸脉反浮数，尺中自涩者，必清脓血。"

第371条："热利下重者，白头翁汤主之。"

第373条："下利，欲饮水者，以有热故也，白头翁汤主之。"

解析：

病因——阳复太过，热极致利。

脉象——寸浮数，尺中涩。

病机和症状——湿热壅结于肠，热伤血分，故便下脓血；湿性黏滞不爽，兼之热伤气机，气郁不通则腹痛；气机郁滞，则里急后重；热伤津则口渴。

治则——清热凉血，燥湿厚肠。

方剂——白头翁汤：白头翁 二两　黄柏 三两　黄连 三两　秦皮 三两

上四味，以水煮，去滓，日温三服。

方解：白头翁苦辛，秦皮苦涩，苦能清热燥湿，辛能散郁，涩能收敛止利；黄连清湿热而厚肠，黄柏泄下焦之热，白头翁又能入血分凉血，故为治厥阴热利之方。

2. 吴茱萸汤证

第309条："少阴病，吐利，手足逆冷，烦躁欲死者，吴茱萸汤主之。"

第378条："干呕，吐涎沫，头痛者，吴茱萸汤主之。"

解析：

病因——脾胃阳气衰微，寒邪内犯厥阴。

病机和症状——脾胃阳衰、寒邪入侵而致吐利；邪居少阴则手足逆冷烦躁欲死；寒邪向阴极化内犯厥阴，浊阴之气上逆，痰涎随之而升，故干呕吐涎沫；厥阴经脉直至巅顶，阴寒之气上冲，所以发为头病。

治则——扶正温中，降逆止呕。

方剂——吴茱萸汤（详见阳明病）。

（三）厥阴病变证治法

1. 小柴胡汤证

第379条："呕而发热者，小柴胡汤主之。"

解析：

病因——厥阴转少阳。

病机和症状——厥阴病见呕而发热，是正气来复，病邪由阴转阳之佳兆。

治则——邪由阴出阳，因势利导，枢转少阳。

方剂——小柴胡汤（详见少阳病）。

2. 小承气汤证

第374条："下利，谵语者，有燥屎也，宜小承气汤。"

解析：

病因——肠胃存有积滞，厥阴邪热外出与之相结，食滞化燥，成为热结旁流的腑实证。

病机和症状——热结旁流则下利（热臭秽浊的稀水），谵语，还当有口渴，苔黄之状。

治则——缓而下之。

方剂——小承气汤（详见阳明病）。

3. 栀子豉汤证

第375条："下利后更烦，按之心下濡者，为虚烦也，宜栀子豉汤。"

解析：

病因——利后余热未净，留扰于胸膈之间。

病机和症状——余热未净，留扰胸膈，故烦闷不舒，按之心下濡，利后更烦，是属虚烦。

治则——清宣除烦。

方剂——栀子豉汤：栀子 十四个　香豆豉 四合

上二味，以水先煮栀子，再入香豆豉又煮，去滓，温进三服。

方解：栀子味苦性寒，除心胸烦热，豆豉轻清升散，有清热作用。二药合用，能除胸中邪热，宣郁除烦。

五、厥阴病治禁

第326条："厥阴之为病……下之利不止。"

第330条："诸四逆厥者，不可下之，虚家亦然。"

第347条："伤寒，五六日，不结胸，腹濡，脉虚复厥者，不可下，此亡血，下之死。"

第335条："伤寒一二日至四五日，而厥者必发热。前热者后必厥，厥深者热亦深；厥微者热亦微。厥应下之，而反发汗者，必口伤烂赤。"

第364条："下利清谷，不可攻表，汗出必胀满。"

第376条："呕家有痈脓者，不可治呕，脓尽自愈。"

解析：

（1）第326条是厥阴病上热下寒证的提纲，本已下寒，若下之，必然脏将更寒，则造成利下不止。这是禁下的，也是真正厥阴病的治禁。

（2）第330条、第347条、第335条可称是厥阴证的治禁，本该放到厥逆证治的后面去讨论的，但是为了便于与其他条文对比分析，还是暂且一起讨论为好。不过它们是不属厥阴病的治禁，第330条显然是阳虚之厥，第347条显然是阴虚之厥，救阴救阳的大法当在少阴不在厥阴。所以有人说病的危重在少阴，病的复杂在厥阴，有他的道理。第335条显系热厥，热深厥深已成腑实。故下之为当，但又忌汗法。如果与第330条对照，显然有寒热之别，一忌下；一当下，忌汗。这说明了仲景立法的细腻。

（3）第330条和第364条，应属阳虚里寒证，是少阴、太阴的范围。

（4）第376条是强调治呕，首先要找出呕的原因，要"治病必求于本"，不要见呕治呕。所以，此条也非厥阴病的治禁。

六、厥逆证治

（一）厥逆的特征和病理

第337条："凡厥者，阴阳气不相顺接，便为厥。厥者，手足逆冷者是也。"

解析：

（1）厥逆的特征——厥者，手足逆冷。

（2）厥逆的病理——阴阳气不相顺接。即指阴气和阳气不能相互承接，所以形成了手足逆冷。

在正常的情况下，人体阴阳是相辅相成而互相维系的，一旦偏胜偏衰甚至不相顺接，就必然产生病变。然而造成阴阳气不相顺接的原因是很多的，下面就将所要论述的各种厥逆证型的成因进行分析。

（二）厥逆的各种不同原因

（1）寒厥——寒极则阴气独胜，阳气衰微而致阴阳气不相顺接。

（2）热厥——热厥则阳气独亢，不能与阴气相顺接。

（3）血虚寒郁而厥——阴血不足，寒滞血分，则气血运行失调，故使阴阳之气不相顺接。

（4）痰厥——痰涎结滞胸中，则使阴阳互相维系之功能失调，以致阴阳气不相顺接。

（5）水厥——水停心下，则使阴阳互维之功能失常，以致阴阳气不相顺接。

（6）表证误下，正虚阳郁而厥——表证误下，正气受损，阳邪乘虚入里，郁而不伸，故使阴阳之气不相顺接。

（7）阳郁不伸而厥——肝气郁结，阳郁于里，以致阴阳之气不相顺接。

由此可见，上述种种因素，都能造成阴阳气不相顺接的病理，所以产生了手足逆冷的厥象。

（三）厥逆的分类和治法

1. 寒厥

第353条："大汗出，热不去，内拘急，四肢疼，又下利厥逆而恶寒者，四逆汤主之。"

第354条："大汗，若大下利而厥冷者，四逆汤主之。"

解析：

原因——寒极，则阴气独胜，阳气衰微。

病机和症状——阳虚不能通达四肢，则四肢厥逆且疼，阴盛则现腹内有拘急（挛缩紧张），且泻，虚阳外越则有汗出、身热之象。

治则——急投回阳四逆汤之剂。

方剂——四逆汤（详见少阴病）。

2. 热厥

第350条："伤寒脉滑而厥者，里有热，白虎汤主之。"

解析：

原因——热极，则阳气独亢，邪热深入（热深、厥深）。

病机和症状——里热所致，阳气郁结，不得通达四肢，则四肢厥逆，厥逆而见滑脉，是阳热在里的表现。热厥之证，脉搏多现沉状，重按滑而有力，四肢虽冷，但病人却仍旧恶热，并且里有热，必有舌干口燥、烦渴引饮等症状。

治则——清解里热。

方剂——白虎汤（详见合病与并病）。

热厥寒厥之鉴别

类别	寒厥	热厥
原因	阴邪独盛，阳气衰微，不能通达四肢	阳气独亢，邪热深入反致阳气郁结，不能还于四肢
症状	四肢厥逆，恶寒，神情大多安静（也有阳越烦躁的），小便清，大便不实，口不渴饮	四肢虽厥，胸腹依然灼热，恶热口渴，烦躁不得眠，甚至神昏谵语，揭去衣被，小便短赤，大便秘结
脉舌	舌苔滑白，脉沉、细迟	舌干，苔黄燥或焦黑起刺，脉沉、滑有力
论治	宜回阳救逆，禁汗、下	宜清，禁发汗

3. 血虚寒郁而厥

第351条："手足厥寒，脉细欲绝者，当归四逆汤主之。"

第352条："若其人内有久寒者，宜当归四逆加吴茱萸生姜汤主之。"

解析：

病因——阴血不足，寒滞血分。

脉象——细欲绝（血虚寒郁致使脉行不利，似有似无，不能继续）。

病机和症状——阴血不足，寒滞血分，致使气血被遏，阳气不能通达四末，故见四肢厥逆。本证还应出现一些血分的症状，如妇女的经期不调。

治则——补血助阳，活血散寒。

方剂——当归四逆汤：当归 三两　桂枝 三两　芍药 三两　细辛 三两　炙甘草 二两　通草 二两　大枣（擘）二十五枚

上七味，以水煮，去滓，日温三服。

方解：当归养血行血，芍药、大枣、甘草益阴，不仅助当归补血，与通草（木通，古通草称"通脱木"）同用有缓肝急、生肝血的作用；桂枝、细辛助阳散寒。

加味法：若其人内有久寒，一些注家认为当兼见干呕、吐涎沫等寒饮久宿的症状，加吴茱萸二升、生姜半斤，温中降逆；又加清酒扶助阳气，疏畅血脉。

4. 痰厥

第355条："病人手足厥冷，脉乍紧者，邪结于胸中，心中满而烦，饥不能食者，病在胸中，当须吐之，宜瓜蒂散。"

解析：

病因——痰涎停阻胸中，阳郁不伸。

脉象——乍紧（紧为寒，寒实之象，寒饮停留）。

病机和症状——四肢厥逆是痰阻阴阳郁不伸，不能通达四肢，由于痰涎结胸，所以心中满而烦，饥不能食。

治则——《黄帝内经》所谓："其在上者，因而越之。"用吐法。

方剂——瓜蒂散：瓜蒂 一分　赤小豆 一分

研末为散,取一钱匕,以香豉一合用,热汤七合煮作稀粥,取汁和散,温顿服。

方解:瓜蒂极苦,性升催吐;赤小豆味酸性泄,兼能利水消肿。两味合用,有酸苦涌泄之功,再加香豉的轻清宣泄,更能加强催吐功效。

禁忌——诸亡血虚象,不可与瓜蒂散。

5. 水厥

第356条:"伤寒厥而心下悸,宜先治水,当服茯苓甘草汤,却治其厥。不尔,水渍入胃,必作利也。"

解析:

病因——水邪阻遏。

症状和病机——水气上凌则见心下悸;阳气被水阻遏不能到达四末,故四肢冷逆,若不然水气再浸入胃中,必致下利。

治则——宜先治水邪,温阳化水。

方剂——茯苓甘草汤:茯苓$_{二两}$ 桂枝$_{二两}$ 炙甘草$_{一两}$ 生姜$_{三两}$

上四味,以水煮,去滓,日温三服。

方解:茯苓淡渗利水,桂枝、生姜温中化水,甘草调中,有主治水停心下、小便不利、呕逆、心下悸等症之功。

6. 表证误下正虚阳郁而厥

第357条:"伤寒,六七日,大下后,寸脉沉而迟,手足厥逆,下部脉不至,喉咽不利,唾脓血,泄利不止者,为难治,麻黄升麻汤主之。"

解析:

病因——伤寒在表,误用下法,正气受伤,阳邪乘虚入里,郁而不伸。

脉象——寸脉沉迟,下部脉不至,是阳邪郁遏,气机窒而不宣的缘故。

病机和症状——阳郁不伸,阴阳气不相顺接,所以手足厥冷。中虚气陷,则下利不止。热邪在上,逼伤阳络,故咽喉不利而吐脓血。

治则——热邪当清，寒邪当温，正虚当补，阳郁当宣。

方剂——麻黄升麻汤：麻黄（去节）$_{二两半}$ 升麻$_{一两一分}$ 当归$_{一两一分}$ 知母$_{十八铢}$ 黄芩$_{十八}$ 桂枝（去皮）$_{六铢}$ 葳蕤$_{十八铢}$ 芍药$_{六铢}$ 茯苓$_{六铢}$ 天门冬（去心）$_{六铢}$ 炙甘草$_{六铢}$ 石膏（碎）$_{六铢}$ 白术$_{六铢}$ 干姜$_{六铢}$

上十四味，以水先煮麻黄去沫，入诸药，去滓，分温三服。

方解：麻黄、石膏、甘草发越内郁之阳，桂枝、芍药配甘草调和营卫，黄芩、知母、天门冬清上焦之热，茯苓、白术、干姜温中渗湿，升麻升清解毒，当归、玉竹滋阴养血，以防发越之弊。共凑清上热、温中寒、调营卫、发越郁阳、滋阴养血的功用。

7. 阳郁不伸而厥

第318条："少阴病，四逆，其人或咳或悸，或小便不利，或腹中痛，或泄利下重者，四逆散主之。"

解析：

（1）本条冠以少阴并病和列入少阴病，是有要与少阴全身虚寒性的四逆比较分析之意。

（2）本条主要症状以四逆汤为准，其他都为或然症状，只是提供药物加味为依据。

病因——肝气郁结，阳郁不伸。

病机和症状——肝气郁结，阳郁于里不能透达于外，所以四肢逆冷。

治则——疏肝解郁，行气通血。

方剂——四逆散：炙甘草$_{一钱}$ 枳实（破，水渍，炙干）$_{一钱}$ 柴胡$_{一钱}$ 芍药$_{一钱}$

上四味，捣筛，白饮和，服方寸匕，日三服。

咳者加五味子、干姜各五分，并主下利；悸者加桂枝五分；小便不利者，加茯苓五分；腹中痛者，加附子一枚，炮令坼；泄利下重者，先以水五升，煮薤白三升，煮取三升，去滓，以散三方寸匕内汤中，煮取一升半，分温再服。

方解：柴胡疏肝解郁，枳实行气，芍药通血，甘草缓肝之急。肝郁得舒，气血宣通，则阳郁之厥自愈。

五味子敛肺气，干姜散肺寒，肺与大肠相表里，所以也能治腹泻；桂枝通阳行水治悸；茯苓可利小便；腹中痛加附子辛温散寒；泄利下重加薤白温中行气。

七、厥阴病和厥逆证的预后

（一）愈不愈脉证辨

第327条："厥阴中风，脉微浮为欲愈，不浮为未愈。"

第360条："下利，有微热而渴，脉弱者，今自愈。"

第361条："下利，脉数，有微热汗出，今自愈，设复紧，为未解。"

第365条："下利，脉沉弦者，下重也；脉大者，为未止；脉微弱数者，为欲自止，虽发热，不死。"

第367条："下利，脉数而渴者，今自愈。设不差，必清脓血，以有热故也。"

第339条："伤寒，热少微厥，指头寒，嘿嘿不欲饮食，烦躁，数日小便利，色白者，此热除也，欲得食，其病为愈。若厥而呕，胸胁烦满者，其后必便血。"

解析：

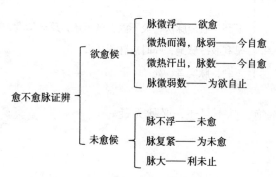

阳复回则欲愈，阳复回太过则便脓血，热盛也；阴盛而阳不复回，则为未愈。

（二）死候脉证

第343条："伤寒六七日，脉微，手足厥冷，烦躁，灸厥阴，厥不还者，死。"

第344条："伤寒发热，下利，厥逆，躁不得卧者，死。"

第345："伤寒发热，下利至甚，厥不止者，死。"

第346条："伤寒六七日，不利，便发热而利，其人汗出不止者，死。有阴无阳故也。"

第362条："下利，手足厥冷，无脉者，灸之不温，若脉不还，反微喘者，死。少阳负趺阳者，为顺也。"

第368条："下利后脉绝，手足厥冷，晬时脉还，手足温者，生。脉不还者，死。"

第369条："伤寒下利，日十余行，脉反实者，死。"

解析：

死候
- 脉微，肢厥，烦躁，灸厥阴，厥不还者，死
- 发热
  - 下利厥逆，躁不得卧者，死
  - 下利至甚，厥不止者，死
  - 下利，汗出不止者，死
- 下利，肢冷脉伏，灸不温，脉不还，反微喘者，死
- 暴利肢冷脉绝，晬时后脉不还者，死
- 下利，脉实者，死

阳气竭绝，脉不复还，必死无疑。

小 结
厥阴病

性质：寒热错杂证。由于厥阴是三阴之尽，又是阴尽阳生之境，病情演变多趋极端，不是寒极就是热极，而阴极则生阳，阳极则生阴，因此，除趋极证外，它的症状特点是寒热混同出现。究其机转，不外两端：一是上热下寒，因阴阳各趋其极，阳并于上则上热，阴并于下则下寒。二是阴阳胜复，由于阴阳之消长与邪气之弛张，所以表现出厥热往复的证象。

主证的问题：厥阴病上热下寒证的主证和提纲（第326条）。

热型的问题：厥热往复是厥阴病阴阳胜复的表现（第336条、第341~342条）。

证候类型和治法：

上热下寒证 ┬ 乌梅丸（第326条、第388条）
　　　　　├ 干姜黄芩黄连人参汤（第359条）
　　　　　└ 黄连汤（第173条）

寒热趋极证 ┬ 白头翁汤（第371条、第373条）
　　　　　└ 吴茱萸汤（第309条、第378条）

变证治法 ┬ 小柴胡汤（第373条）
　　　　├ 小承气汤（第374条）
　　　　└ 栀子豉汤（第375条）

治禁 ┬ 不可攻下
　　 └ 不可发汗

厥逆证治

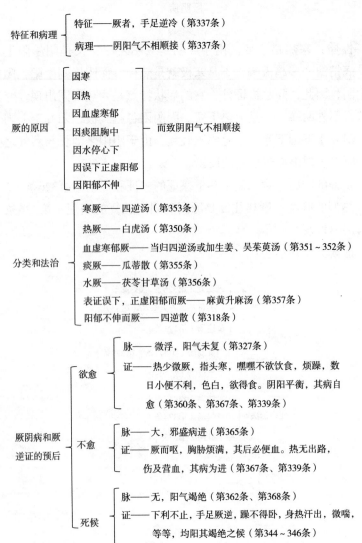

第八节 关于六经病愈解之时

第9条:"太阳病欲解时,从巳至未上。"
第193条:"阳明病欲解时,从申至戌上。"
第272条:"少阳病欲解时,从寅至辰上。"
第275条:"太阴病欲解时,从亥至丑上。"
第291条:"少阴病欲解时,从子至寅上。"
第328条:"厥阴病欲解时,从丑至卯上。"

解析:

人与自然界息息相关,天地间的六气给所有生物创造了生活条件,能予人以养生;而反常之气的六淫,则能致人于病。然而,天地之阴阳亦能助人之正气抗病外出,这即是人们所说的"生物钟"的原理。仲景根据这个原理,在《伤寒论》的六经病中作了具体的运用。

示意图:

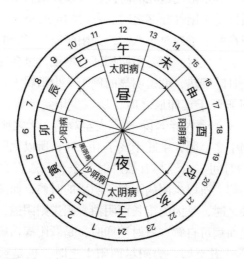

选注:

成无己说:"巳为正阳,则阳气得以复也,始于太阳,终于厥阴，六经各以三时为解，而太阳从巳至未，阳明从申至戌，少阳从寅至辰，至于太阴从亥至丑，少阴从子至寅，厥阴从丑至卯者，以阳行也速，阴行也缓，阳主于昼，阴主于夜，阳三经解时从寅至戌，以阳道常饶也；阴三经解时从亥至卯，以阴道常乏也。（太阳病）《黄帝内经》曰：'阳中之太阳，通为夏气'，则巳午未，太阳乘旺也。（阳明病）胃为阳土，旺于申酉戌，向旺时，是为欲解。（少阳病）《黄帝内经》曰：'阴中之少阳，通于春气'，寅卯辰，少阳木生之时。（太阴病）脾为阴土，旺于丑亥子，向旺，故云欲解。（少阴病）阳生于子，子为一阳，丑为二阳，寅为三阳，少阴解于此者，阴得阳则解也，厥阴木也，旺于卯，丑寅向旺，故为解时。"

　　成氏的注解还是很仔细的，只是他在解释中加上了"一年"的概念。如太阳"通于夏气"，少阳"通于春气"，在以"河图"示意中，阳气极旺的"午"是一日的表示，而一年以"夏至"表示；相反，阴气极盛之时，一日则以子代表，一年则以"冬至"表示。所以上图的表示是一日的表示，最外一圈是24小时的代号。

　　这里，用现代语言说就是，太阳为阳中之阳，而一昼夜当中，从巳时到未时，也是阳气最旺的时候，所以太阳病不论自愈或服药前而解，都须借助于阳气旺盛之时。古代的申时至戌时，也称"日晡"，就是现在的下午四时至八时，为阳明经气当旺的时候，所以阳明病欲解，多在此时。但是阳明病证势增重，也多在这个时间，如阳明腑实证日晡潮热，就是明显的例子。少阳属木，配四时则旺于春，配一日则旺于寅卯辰之时，所以少阳病欲解，每多值本经当旺的时候。《黄帝内经》说："合夜至鸡鸣，天之阴，阴中之阴也。"脾为阴中之至阴，主旺于亥子丑三时，所以太阴病将愈也在其本经当旺的时间。六经都有欲解时一条，一般都在该经主气之时，得旺气而解。所以少阴病不解于阴盛的时候，而解于从子时至寅时阳气生长之时，是因为阳长而阴消，阳进则阴退，阴寒得阳生之气，则寒退而病可自解。丑时至卯时，是厥阴病欲解的时候。少阳旺于寅时，从丑至卯，为阴尽而阳生之时，也是厥阴所主的时辰，而厥阴与少阳互表里，互为中见之气，所以乘少阳旺盛的寅卯之时，欲解其病，也是在理的事情。

第四章 《伤寒论》的其他内容

第一节 霍乱病

一、霍乱病的名称和主要症状

第382条:"问曰:病有霍乱者何?答曰:呕吐而利,此名霍乱。"

解析:

名称——霍乱。

主要症状——呕吐而利。

由于上吐下利,吐泻交作,因其病来暴急,使人霍然之间,便致缭乱,所以称为"霍乱"。

二、霍乱病的脉象和症状

第383条:"问曰:病发热头痛,身疼恶寒吐利者,此属何病?答曰:此名霍乱。霍乱自吐下,又利止,复更发热也。"

第384条:"伤寒,其脉微涩者,本是霍乱,今是伤寒,却四五日至阴经上转入阴,必利,本呕下利者,不可治也……"

解析:

脉象——微涩(曾病霍乱,又病伤寒,可见此脉)。

症状——始病时即有剧烈吐泻,或有发热头痛,身疼恶寒。

三、霍乱病的治疗

（一）霍乱病表里寒热的分别论治

第386条："霍乱，头痛发热，身疼痛，热多欲饮水者，五苓散主之；寒多不用水者，理中丸主之。"

解析：

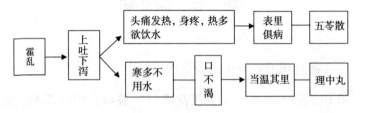

五苓散：（详见太阳病）有温阳化水而兼和表，以小便利、清浊分则大便实的功能。

理中丸：人参₃两　干姜₃两　炙甘草₃两　白术₃两

上四味，捣筛，蜜和为丸，如鸡子黄许大，以沸汤数合，和一丸研碎，温服之，日三服。然丸不及汤。汤法，以四物，依两数切，以水煮，去滓，日温三服。

方解：本方为太阴病主剂。仲景在第159条曾说过："理中者，理中焦。"中焦是脾胃所司，脾主升，胃主降，中气失守，升降无权，清浊混乱，故吐利并作。方中以人参补中益气，以干姜温散中寒，以白术健运中土，以甘草坐镇中州。中气既主，则清气自升，浊气自降，而吐泻自平。丸剂药力较缓，汤剂药力较速。上吐下利，其势较急，温中散寒，刻不容缓，所以说丸不及汤。

（二）霍乱病亡阳脱液的证治

第385条："恶寒，脉微而复利，利止亡血也，四逆加人参汤主之。"

解析：

原因——阳气极虚，津液内竭。

脉象——脉微（亡阳液脱）。

病机和症状——阳虚则恶寒复利，今虽利止，而恶寒脉微仍在，此非阳回欲愈，而是津液内竭。

治则——回阳固脱，生津益血。

方剂——四逆加人参汤：炙甘草$_{二两}$　附子（生，去皮，破八片）$_{一枚}$　干姜$_{一两半}$　人参$_{一两}$

上四味，先以开水煮透附子，再入诸药，去滓，日温三服。

方解：此方以四逆汤固脱，加人参以生津益血，治疗阴阳两虚的证候，最为合宜。

（三）霍乱病元阳大虚，阴寒内盛的证治

第388条："吐利汗出，发热恶寒，四肢拘急，手足厥冷者，四逆汤主之。"

第389条："既吐且利，小便复利，而大汗出，下利清谷，内寒外热，脉微欲绝者，四逆汤主之。"

解析：

原因——元阳大虚，阴寒内盛。

脉象——脉微欲绝。

病机和症状——中阳失守则上吐下利；阴寒内盛则下利清谷，恶寒，手足厥冷；肾气不固则小便复利；阳虚不能运行津液充养筋脉则四肢挛急；阳浮于外则发热汗出。

治则——抑阴回阳。

方剂——四逆汤（详见少阴病）。

（四）霍乱病阳亡阴竭，阴寒内格的证治

第390条："吐已下断，汗出而厥，四肢拘急不解，脉微欲绝者，通脉四逆加猪胆汁汤主之。"

解析：

原因——阳亡阴竭，阴寒内格。

脉象——脉微欲绝。

病机和症状——霍乱吐下均止，而有汗出逆冷，四肢挛急，脉微欲绝等症是阳气阴津俱竭的危候。

治则——峻复其阳以驱阴寒，反佐猪胆以通其阴寒内格。

方剂——通脉四逆加猪胆汁汤：炙甘草 二两　干姜 三两　附子（生，去皮，破八片）一枚　猪胆汁 半合

上四味，先以开水煮透附片，入姜，草去滓，内猪胆汁，分温再服。

方解：通脉四逆汤即四逆汤倍干姜，其复阳驱阴的功用较四逆汤为强，但恐辛热太甚，反为阴寒所格，故取猪胆汁以为诱导，即所谓热因寒用法。

（五）里和而表不解的证治

第387条："吐痢止而身痛不休者，当消息和解其外，宜桂枝汤小和之。"

解析：

原因——里和而表不解。

病机和症状——霍乱病吐痢已止，而身体还继续疼痛，这是里证虽和而表尚未解所致。

治则——消息（即斟酌之意）和解其外。

方剂——桂枝汤（详见太阳病）小和之。

（六）病后必须注意饮食

第391条："吐利发汗，脉平，小烦者，以新虚不胜谷气故也。"

解析：

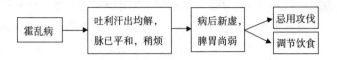

小 结

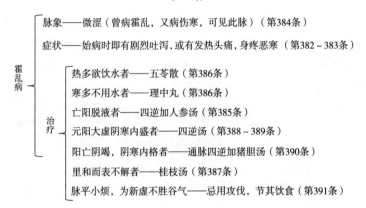

第二节 阴阳易差后劳复病

一、劳复

第393条："大病差后，劳复者，枳实栀子豉汤主之。"

解析：

原因——大病后元气未复，早事劳动。

病机和症状——病新差，元气虚，气血未复，精神倦息，余热未尽，如果不很好静养，而去妄动作劳，必能导致病的复发。轻则虚热烦闷，懊侬不爽。

治则——泄热除烦，散表和中。

方剂——枳实栀子豉汤：炙枳实三枚 栀子（擘）十四个 豉（绵裹）一升

上三味,以清浆水(即酸米泔水)煮,去滓,温分再服。

方解:体虚劳复,热气浮越,所以用枳实宽中下气,栀子泄热除烦,香豉宣泄陈腐,兼解其表,更用清浆水煮药,以开胃调中,故具有泄热除烦、散表和中的作用。

二、差后处理

(一)差后复热的处理

第394条:"伤寒差以后,更发热,小柴胡汤主之。脉浮者,以汗解之。脉沉实者,以下解之。"

解析:

伤寒差以后,复发热 ┬ 无表里证——小柴胡汤(详见少阳病)
　　　　　　　　　├ 脉浮者——属表证——用发汗剂
　　　　　　　　　└ 脉沉实者——属里证——用通便剂

(二)差后水气壅积的证治

第395条:"大病差后,从腰以下有水气者,牡蛎泽泻散主之。"

解析:

原因——重病愈后,水气壅积。

病机和症状——重病愈后,下焦气化失常,湿热壅滞,以致水气不行,停留作肿,肿的部位在腰半以下,可知病的重心在下在里。当决逐利水,不可畏虚贻患。

治则——急逐水邪,急药缓用。

方剂——牡蛎泽泻散:牡蛎　泽泻　蜀漆　葶苈子　商陆根　海藻　栝蒌根各等分

上七味,异捣,下筛为散,更于臼中治之,白饮和服方寸匕,日三服。

方解：牡蛎味咸走肾，同泽泻、商陆等渗利逐水药配合，使水气从小便而出；蜀漆能祛痰逐水，葶苈能泄气消肿，栝蒌根解烦渴而行津液。本方是利水消肿的峻剂，在临床上还再寻求实证的依据再用，谨之。

（三）差后脾胃虚寒的证治

第396条："大病差后，喜唾，久不了了者，胃上有寒，当以丸药温之，宜理中丸。"

解析：

原因——病后脾胃虚寒，不能收摄津液。

病机和症状——脾胃虚寒，运化失司，饮食精微，既不能洒陈脏腑，而反凝聚成涎，上溢于口，源源不绝，则吐涎沫久久不已。

治则——温补中阳。

方剂——理中丸（详见霍乱病）。

（四）差后余热未清气液两伤的证治

第397条："伤寒解后，虚羸少气，气逆欲吐，竹叶石膏汤主之。"

解析：

原因——病后余热未清气液两伤。

病机和症状——病邪虽得解除，而元气津液，已遭严重摧残。津液损伤，不能滋养形骸，故身体消瘦，元气不足，兼有虚热，所以少气不足以息而上逆欲吐。

治则——生津益气，清热养阴。

方剂——竹叶石膏汤：竹叶 _二把_　石膏 _一斤_　半夏 _半升_　麦门冬（去心）_一升_　人参 _二两_　炙甘草 _二两_　粳米 _半斤_

上七味，以水煮，去滓，再入粳米，煮米熟，汤成去米，日温三服。

方解：竹叶、石膏除烦清热，人参、甘草益气生津，麦冬、粳米滋养胃液，尤妙在半夏辛散，调补药之滞，以和中降逆。

（五）病解微烦的机转和预后

第398条："病人脉已解，而日暮微烦，以病新差，人强与谷，脾胃气尚弱，不能消谷，故令微烦，损谷则愈。"

解析：

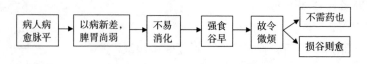

小　结

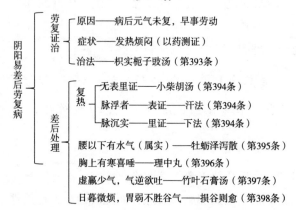

附 录

以上方剂所用度量衡以原著为准,现根据《中医名词术语选释》古今度量衡比较表,将东汉和魏晋的摘录如下,仅供参考:

历代度量衡比较表(摘录)

年代(公元)	朝代	一尺合市尺	一尺合厘米	一升合市升	一升合毫升	一升合市两	一两合市两	一两合克数
25年至220年	东汉	0.6912	23.04	0.1981	198.1	7.13	0.45	13.92
220年至420年	魏晋	0.7236	24.12	0.2023	202.3	7.13	0.45	13.92

关于"铢",《名医别录》指出:"古称唯有铢两,而无分名。今则以十黍为一铢,六铢为一分,四分成一两,十六两为一斤。"

关于"方寸匕"《中医名词术语选释》说:"古代量取药末的器具名。其形状如刀匕,大小为一寸正方,故名。一方过匕约等于现代的2.74毫升,盛金石药末约为2克,草木药末为1克左右。"

再根据全国高等院校教材《伤寒论讲义》录表于下:

古今剂量折算表

汉代剂量	折合十六两制剂量	折合米制克剂量
一两	一钱	3克
一升	六钱至一两	18克至30克
一方寸匕	二钱至三钱	6克至9克
一钱匕	五分至六分	1.5克至1.8克

按：关于剂量的标准古今不一。汉时六铢为一分，四分为一两，即二十四铢，为一两。处方应用时，要根据前人考证的量制折算，更重要的是依据临床实践。除表中所列剂量外，又有说厚朴一尺者，折合米制克30克；说如鸡子大者，约折合为45克；凡说若干升者，若作容量计算，以折合60至80毫升为宜。余如杏仁、桃仁、大枣、栀子、枳实、附子、水蛭、虻虫等以个数计算者，均结合实际情况，比较他药的配伍，灵活运用。表中折合米制克剂量，是以中药秤十六两制的一两折合30克约略计算。